சக்ரா கையேடு

சமகால சிகிச்சைக்கான மருத்துவரின் வழிகாட்டி

மூலம்: **Dr. சாஹிலா**

தமிழாக்கம்: C.P.முரளிதரன்

டிஸ்கவரி பப்ளிகேஷன்ஸ்

எண்: 9, பிளாட் எண்: 1080A, ரோஹிணி பிளாட்ஸ்,
முனுசாமி சாலை, கே.கே.நகர் மேற்கு,
சென்னை-600 078. பேச: 99404 46650

சக்ரா கையேடு (கட்டுரை)

ஆசிரியர்: **Dr. சாஹிலா**©

Chakra Kaiyedu (Essay)

Author: **Dr. Sahila**©

Translation by: **C.P.Muralidharan**

ISBN: 978-93-94762-36-7

வெளியீட்டு எண்: 0178

Printed In India

First Edition: AUGUST - 2022

Pages: 104

Rs. 120

Publisher • Sales Rights

Discovery Publications,	**Discovery Book Palace (P) Ltd**
No. 9, Plot,1080A, Rohini Flats,	No. 1055-B, Munusamy Salai,
Munusamy Salai,	K.K.Nagar West,
K.K.Nagar West, Chennai - 600 078.	Chennai-600 078.
Mobile: +91 99404 46650	Contact: 87545 07070

discoverybookpalace@gmail.com
WWW.DISCOVERYBOOKPALACE.COM

இந்த நூலில் பிரசுரமாகியுள்ள எந்த ஒரு பகுதியையும் பதிப்பாளரின் எழுத்துபூர்வமான முன்அனுமதி பெறாமல் எடுத்தாள்வதோ, மறுபிரசுரம் செய்வதோ, மொழியாக்கம் செய்வதோ, அச்சு மற்றும் மின்னணு ஊடகங்களில் மறுபதிப்புச் செய்வதோ, காப்புரிமைச் சட்டப்படி தடை செய்யப்பட்டுள்ளது. இந்த நூலிலிருந்து குறிப்பிட்ட பகுதிகளை மேற்கோள்காட்டி புத்தக விமர்சனம் செய்ய, ஊடகங்களுக்கு மட்டும் அனுமதி உண்டு.

உங்கள் மொபைல் போனிலிருந்து ஸ்கேன் செய்து 'டிஸ்கவரி புக் பேலஸ்' மொபைல் ஆப்பை டவுன்லோடு செய்து, புத்தகங்களை வாங்குங்கள்.

சிவஸ்ரீ **K.A.**ராஜு
ஸ்ரீமதி **R.**வடுவாம்பாள்

பொருளடக்கம்

ஆசிரியர் அறிமுகம் 6

அத்தியாயம் 1:
சக்ரா அறிமுகம் 13

அத்தியாயம் 2:
மூலாதாரா சக்ரா (உடைமை மற்றும் வெளியீடு) 26

அத்தியாயம் 3:
ஸ்வாதிஷ்டான சக்ரா (உச்சம் மற்றும் மரணம்) 33

அத்தியாயம் 4:
மணிப்பூரா சக்ரா (உற்சாகம் மற்றும் சலிப்பு) 40

அத்தியாயம் 5:
அனாஹத சக்ரா (சுய அன்பு மற்றும் சுய பரிதாபம்) 51

அத்தியாயம் 6:
விசுத்தி சக்ரா (காமெடி vs சோகம்) 61

அத்தியாயம் 7:
அஜ்னா சக்ரா (உள்ளுணர்வு vs புத்தி) 69

அத்தியாயம் 8:
சஹஸ்ராரா சக்ரா (மரணம் மற்றும் தெய்வீகம்) 69

அத்தியாயம் 9:
கேள்வி(?) - பதில்(!) 86

நூலாசிரியர் அறிமுகம்

Dr. சாஹிலா, *M.B.,B.S., M.D.* (சாஹிலா என்பது அவரது புனைபெயர்) அமெரிக்க பயிற்சி பெற்ற ஒரு உள் மருத்துவ மருத்துவர். மிகவும் பிரகாசமான இளம் மருத்துவர்களைப் போலவே சாஹிலாவும் தனது வாழ்க்கையைத் தொடங்கினார்; நவீன மருத்துவத்தில் சமீபத்திய நோய்களுக்கு சிகிச்சையளிப்பதன் மூலம். ஆனால், அவருடைய பெற்றோர்கள் வலிமிகுந்த நோய்களாலும் மரணத்தாலும் அவதிப்படுவதைப் பார்த்த அவரது தனிப்பட்ட அனுபவம், நல்ல ஆரோக்கியத்திற்கான நவீன அணுகுமுறையைக் கேள்விக்குள்ளாக்கியது. பெரும்பாலான மருத்துவர்கள் நிலைமைகளுக்கு சிகிச்சையளிப்பதில் கவனம் செலுத்துவதில், டாக்டர் சாஹிலா ஆச்சரியப்பட்டார், நோய்களைத் தடுப்பதில் ஏன் அதிக கவனம் செலுத்தவில்லை? இந்த சிந்தனை செயல்முறை அவரை ஒரு அழகான கண்டுபிடிப்புப் பாதையில் இட்டுச் சென்றது. அவரது தொழில் வாழ்க்கையின் உச்சத்தில். ஆனால், அவர் பாரம்பரிய மருத்துவப் பயிற்சியை விட்டுவிட்டு, மக்களுக்கு நோய்களைத் தடுக்க மிகவும் ஆரோக்கியமான வழியைப் பயிற்சி செய்து ஊக்குவித்து வருகிறார். 44 வயதாகும் அவர் மூன்று குழந்தைகளின் தாயாகவும், முதுமையை அழகாகவும் விரும்பத்தக்கதாகவும் ஆக்குகிறார்.

டாக்டர் சாஹிலா, அக்ஷர் யோகா (இந்தியா) போன்ற புகழ்பெற்ற குருக்களால் யோகாவில் பயிற்சி பெற்றவர் மற்றும் மானசி குலாட்டி போன்ற நிபுணர்களால் யோகாவை எதிர்கொள்கிறார். அவர் சத்குருவிடம் பிராணயாமா நுட்பங்களைக் கற்றுக்கொண்டார். அவர் ஆயுர்வேதத்தில் டாக்டர் பஸ்வதி பட்டாச்சார்யா, டாக்டர் வசந்த் லாட் மற்றும் பல புகழ்பெற்ற ஆயுர்வேத பயிற்சியாளர்களிடம் பாடங்களைக் கற்றுள்ளார். பதஞ்சலி, சுவாமி சத்யானந்த சரஸ்வதி, சுவாமி விவேகானந்தர் போன்ற பண்டைய யோகிகளால் கற்பிக்கப்படும் யோகாவைப் படிக்கவும் ஆராய்ச்சி செய்யவும் செலவழித்த விரிவான பல மணிநேரங்கள், பண்டைய ஞானத்திற்கு அவரது கண்களையும் மனதையும் திறந்தன.

டாக்டர் சாஹிலா ஆன்லைனில் 100க்கும் மேற்பட்ட வீடியோக்களை தயாரித்துள்ளார். கிட்டத்தட்ட 45 பாட்காஸ்ட்கள் (ஒவ்வொரு வாரமும் 1 புதிய பாட்காஸ்ட்). நூற்றுக்கணக்கான மாணவர்களுக்கு ஆரோக்கியத்தை அடைவதற்கான வழிமுறைகளை ஆன்லைனில் கற்றுக்கொடுக்கிறார். முகநூலில் பின்தொடர்பவர்களுக்கு வாராந்திர தியான வகுப்புகளை இலவசமாக நடத்துகிறார். சர்வதேச தரத்திற்கு இணையாக 'முழுமையான யோகா மற்றும் ஆரோக்கியமான தியானம்' கற்பிக்க அவர் தனது சொந்த முறைகளைப் பயன்படுத்துகிறார். புகழ்பெற்ற உள் மருத்துவ மருத்துவரிடம் யோகா மற்றும் தியானம் கற்றுக்கொள்வதற்கான தனித்துவமான வாய்ப்பை அவரது மாணவர்கள் பெற்றுள்ளனர். உலகெங்கிலும் உள்ள நூற்றுக்கணக்கான மாணவர்கள் தனது வாழ்க்கை பயிற்சியாளர் திட்டங்கள் மற்றும் தனிப்பட்ட ஆலோசனைகள் மூலம் சிறந்த உடல் மற்றும் மனநலத்தை அடைய உதவியுள்ளார்.

டாக்டர் சாஹிலா ஒரு பரோபகாரர் ஆவார், அவர் இந்தியாவில் தனது திட்டங்களின் மூலம், பின்தங்கிய குழந்தைகளுக்கு சம்பாதிப்பதைத் திரும்பக் கொடுப்பதில் நம்பிக்கை கொண்டவர்.

அவரது கணவர் சென்னை ஐஐடியில் பட்டம் பெற்றவர் மற்றும் அமெரிக்காவில் உள்ள புகழ்பெற்ற பள்ளிகளில் இரட்டை முதுகலைப் பட்டம் பெற்றவர். தற்போது நியூயார்க்கில் உள்ள ஒரு புகழ்பெற்ற வங்கியில் எம்.டி.யாக உள்ளார். மிக முக்கியமாக, அவர் சாஹிலாவின் நோக்கங்கள் மற்றும் குறிக்கோள்களுக்கு பெரும் ஆதரவாளராக இருக்கிறார். இவர்களுக்குத் திருமணமாகி 20 வருடங்கள் ஆகின்றன. இருவரும் சேர்ந்து, இந்தியாவில் 'ஃபீட் தி ஹங்கிரி கிட்' மற்றும் 'கோவிட் காரணமாக அனாதை குழந்தைகளின் நெருக்கடி' போன்ற திட்டங்களுக்கு நிதியளிப்பதற்காக சுமார் 1,50,000 அமெரிக்க டாலர்களைத் திரட்டியுள்ளனர். அவர்கள், தங்கள் சமூகங்களுக்குள் உள்ள பல பின்தங்கிய குழந்தைகளுக்கான கல்விக்கு நிதியளிக்கின்றனர்.

முன்னுரை

நோயற்ற வாழ்வே குறைவற்ற செல்வம்

நான் பெங்களூரில் (தென்னிந்தியாவில்) பிறந்து வளர்ந்தேன். எனது முதல் 23 வருட வாழ்க்கை முழுவதும் எனது பெற்றோர் மற்றும் சகோதரருடன், குறைந்தபட்சம் 1 படுக்கையறை கொண்ட சிறிய குடியிருப்பில் வசித்து வந்தேன். எனது மன உறுதியால், பெங்களூரில் உள்ள எம்.எஸ்.ராமையா மருத்துவக் கல்லூரியில் எம்.பி., பி.எஸ்., (இளங்கலை மருத்துவம், இளங்கலை அறுவை சிகிச்சை) சேர்ந்தேன். எனது குடும்பத்தில் முதல் பெண் மருத்துவராகவும், மேற்படிப்புக்காக வெளிநாடு சென்ற முதல் பெண் மருத்துவராகவும் நான் இருந்தேன். 2002ஆம் ஆண்டு அமெரிக்காவிற்கு உள்மருத்துவத்தில் எம்.டி., படிப்பதற்காக வந்தேன். ட்ரெண்டனில் உள்ள கேபிடல் ஹெல்த் சிஸ்டத்தில் எனது வதிவிடப் பயிற்சிக்குப் பிறகு, சுமார் 12 வருடங்கள் 4 வெவ்வேறு மருத்துவமனைகளில் மருத்துவமனை மருத்துவராகப் பணிபுரிந்தேன்.

எனது தொழில் வாழ்க்கையின் உச்சத்தில், ஆரோக்கிய பயிற்சியாளராக ஆவதற்கு, மருத்துவராக அதிக ஊதியம் பெறும் எனது வேலையை கைவிட முடிவு செய்தேன். எனது பெற்றோரின் உடல்நலம் மற்றும் மனச்சோர்வுடன் போராடிய பிறகு சில வேதனையான வாழ்க்கையை மாற்றியமைக்கும் அனுபவங்களைக் கடந்து இந்தத் தேர்வுக்கு வந்தேன்.

என் தந்தை நீண்ட காலமாக தொடர் நோய்களால் அவதிப்பட்டு 67 வயதில் இறந்தார். என் அம்மா மூளை புற்றுநோயால் (Glioblastoma), குணப்படுத்த முடியாத நோயால் அவதிப்படுவதை நான் பார்த்தேன். எனது நிபுணத்துவம் மற்றும் தகுதிகளுடன் கூட, எனது சிகிச்சை அல்லது கவனிப்பு நிலை அவர்களின் வாழ்க்கைத் தரத்தில் எந்த மாற்றத்தையும் ஏற்படுத்தவில்லை.

நான் மருத்துவத்தைப் பற்றிய எனது சொந்த அறிவைக் கேள்விக்குள்ளாக்கத் தொடங்கியபோதுதான், யோகா மற்றும் ஆயுர்வேதம் மற்றும் சக்கரங்கள் உள்ளிட்ட பிற குணப்படுத்தும் முறைகளுக்குத் திரும்பினேன். எனது அறிவின் ஆழத்தைக் கண்டறியும் தேடலில், பல்வேறு பழங்கால புத்தகங்களிலிருந்து சுயக் கற்றலையும் உள்ளடக்கிய பல வருடப் பயிற்சியை நான் அர்ப்பணித்தேன், அந்தப் பயணத்தில் எனது நோக்கத்தைக் கண்டறிய முடிந்தது.

நான் 2019ஆம் ஆண்டில் 'வெல்னஸ் வித் சாஹிலா' (சமஸ்கிருதத்தில் 'சாஹிலா' என்றால் 'வழிகாட்டி' என்று பொருள்) நிறுவினேன், எனது 3 குழந்தைகளால் என் யோசனைகளைப் புரிந்துகொள்ளவோ, ஆதரிக்கவோ முடியவில்லை. ஆரம்பத்தில் எனது கணவர்தான் எனக்கு ஆதரவாக இருந்தார். எனது செய்தி மெதுவாகப் பரவியதால், எனது வகுப்புகளில் பதிவுசெய்யப்பட்டவர்கள் தங்கள் உடலையும் மனதையும் சமநிலைப்படுத்துவதுப் பற்றி மேலும் அறிந்துகொள்ளலாம். இன்று என்னையும் எனது வீடியோக்களையும் உன்னிப்பாகப் பார்க்கவும், எனது வாராந்திர பாட்காஸ்ட்களைக் கேட்கவும், ஆன்லைனில் எனது வகுப்புகளில் கலந்துகொள்ளவும் கிட்டத்தட்ட 100K பின்தொடர்பவர்கள் உள்ளனர்.

முதலில் எனது துன்பம் என்று நான் நினைத்தது, வாழ்க்கையின் மிக முக்கியமான சில பாடங்களை எனக்கு எப்படிக் கற்றுத் தந்தது என்று பின்னர் புரிந்துகொண்டேன். நான் தினமும் ஆரோக்கியமான யோகா மற்றும் தியானத்தைக் கண்டுபிடித்து பயிற்சி செய்தபோது, என் சக்கரங்களை உயர்த்தி, சாத்வீக (இணக்க நிலை) குணங்களை (பாத்திரம்) நோக்கி என்னை உயர்த்தும் ஒரு சக்தி இருப்பதை உணர்ந்தேன். நான் சைவமாக மாறினேன், மேக்கப் செய்வதை விட்டுவிட்டேன். கோபம், விரக்தி, வருத்தம், எதிர்பார்ப்புகள் மற்றும் வெறுப்புகளை விட்டுவிட்டு, முட்டாள் போன்ற எளிய சாப வார்த்தைகளைப் பயன்படுத்துவதைத் தவிர்த்துவிட்டேன். காழ்ப்புணர்ச்சியையும் விட்டுவிட்டேன். நான் மக்களின் தனித்தன்மைகளுக்காக மக்களிடமே நியாயந்தீர்ப்பதை விட்டுவிட்டேன், ஏனென்றால் அது அவர்களின் அறியாமை மற்றும் அவர்களின் உண்மையான சுயம் அல்ல என்பதை நான் புரிந்துகொண்டேன். நான் ஒருமுறை அவர்களைப்

போன்ற தவறான எண்ணங்களில் நடந்துகொண்டேன். எனவே, அவர்களின் தவறான ஆளுமைகள் மற்றும் கோட்பாடுகளுடன் என்னால் எளிதில் தொடர்புபடுத்த முடிந்தது. மேலும், எனது மனச்சோர்வுக்கான மருந்துகள் இனி எனக்கு த்தேவையில்லை, எப்போதாவதுகூட தேவையில்லை. எனது தினசரி சாதனாவிற்கு (பயிற்சிக்கு) நான் கடமைப்பட்டிருக்கிறேன்.

ஆரோக்கியமும் நல்வாழ்வும் ஒவ்வொருவரின் பிறப்புரிமை. நாம் ஒரு உள்ளார்ந்த நோய் எதிர்ப்பு அமைப்புடன் பிறக்கிறோம். இது 100 ஆண்டுகள் அல்லது அதற்கு மேல் நோயின்றி வாழ உதவுகிறது. ஆனால் நம்மில் பெரும்பாலோர் 50 வயதை எட்டுவதற்கு முன்பே நோய்வாய்ப்படுகிறோம், மேலும் நாம் அறுவை சிகிச்சைகள் மற்றும் எண்ணற்ற மாத்திரைகளை உட்கொள்கிறோம். ஒரு உள் மருத்துவ மருத்துவராக இருப்பதால், நம் உடலின் இயல்பான உடலியல் மற்றும் இந்தச் சிக்கலான நோய்கள் ஒவ்வொன்றின் நோய்க்குறியியல் ஆகியவற்றையும் நான் புரிந்துகொள்கிறேன்.

எனது பணி

"உடலையும் மனதையும் சமநிலைப்படுத்தக் கற்றுக்கொடுக்கும் ஆரோக்கியத்திற்கான எனது தனிப்பட்ட மற்றும் ஆரோக்கியமான அணுகுமுறையின் மூலம் மக்கள் நோயற்ற வாழ்க்கையை வாழவும் அவர்களின் முழுத் திறனையும் பெற உதவுவதற்காக."

"யோகா அறிவைப் பரப்புவதன் மூலம் எனது நோக்கத்தை அடைய திட்டமிட்டுள்ளேன்; நோயுற்றோருக்குக் குணமளிக்கும் அறிவை வழங்குதல் மற்றும் பசித்தோருக்கு உணவு வழங்குதல்."

- சாஹிலா

உள்ளே உள்ள உடல்

★

ஆரோக்கியமான உடல் ஈர்ப்பை வெளிப்படுத்துகிறது
நோயுற்ற உடலுக்கு கவனம் தேவை

★

ஒரு உள்ளடக்க உடல் ஞானத்தை விடுவிக்கிறது
ஒரு கவலை உடல் நிலைமையைப் பெரிதுபடுத்துகிறது

★

புத்திசாலியான உடல் தியானத்தில் நிலைபெறுகிறது
அமைதியற்ற உடல் ஞானிக்கு பொறாமை கொள்கிறது

★

ஒரு நவீன உடல் வெளியில் முதலீடு செய்கிறது
ஒரு ஆன்மிக உடல் உள்ளிருந்து வளர்கிறது.

★

— சாஹிலா

அத்தியாயம் 1

சக்ரா அறிமுகம்

சக்ரா என்றால் சக்கரங்கள். யோகாவில் இந்தச் சக்கரம் இருப்பின் அனைத்து அம்சங்களிலும் பாயும் வாழ்க்கை வட்டத்தை குறிக்கிறது. நம் ஒவ்வொருவரின் உள் மையத்திலும், சக்ராஸ் எனப்படும் 7 சக்கரங்கள் போன்ற ஆற்றல் மையங்கள் சுழல்கின்றன. வேத காலத்திலிருந்தே (கிமு 6ஆம் நூற்றாண்டு) சக்கரங்களின் கருத்து இந்தியாவில் உள்ளது. சக்ராக்கள் வாழ்க்கை ஆற்றல்களின் வரவேற்பு, ஒருங்கிணைப்பு மற்றும் பரிமாற்றத்திற்கான மையங்களை ஏற்பாடு செய்கின்றன. நம் உடல் நனவின் (உணர்வின்) வாகனம் என்பதை நாம் புரிந்து கொள்ளும்போது, சக்கரங்கள் நம் உடலிலும் மனதிலும் உள்ள சோதனைகள் மற்றும் மாற்றங்களின் மூலம் இந்த வாகனத்தை சுமந்து செல்லும் வாழ்க்கைச் சக்கரங்களாகின்றன.

இந்தப் புராதன சக்கரங்களை நவீன மருத்துவத்துடன் ஒருங்கிணைத்து, இது எவ்வாறு செயல்படுகிறது, மற்றும் பல நவீன நோய்களுக்கான காரணத்தைப் புரிந்துகொள்வதற்கான திறவுகோலாக இது ஏன் இருக்கிறது என்பதைப் பற்றிய போதுமான புரிதலை உங்களுக்கு வழங்க இந்தப் புத்தகம் உதவும்.

இன்றைய உலகில் கிரகம், பாரம்பரியம் அல்லது ஆன்மிகம் போன்றவற்றிலிருந்து நம் மனம் துண்டிக்கப்படும் நிலையில், அத்தகைய புரிதல் நமது முழுமையை மீட்டெடுக்க முக்கியமானது.

வாழ்க்கையில் சாதாரணமான செயல்களுக்கு நாம் ஏன் சலிப்பை எதிர்கொள்கிறோம்? தொழில்நுட்பத்தில் பல முன்னேற்றங்கள் இருந்தும் புற்றுநோய் ஏன் உலகம் முழுவதும் பரவி வருகிறது? நாம் ஏன் மக்களை நல்லவர்களாகவும் தீயவர்களாகவும் பார்க்கிறோம்?

இந்தக் கேள்விகள் அனைத்திற்கும் விடைகள் சக்கரங்களைப் புரிந்துகொள்வதில் உள்ளது என்று நான் நம்புகிறேன். அது இல்லாமல் நாம் எதுவும் செய்ய முடியாது, மற்றும் அதன் நேரமும் வந்துவிட்டது.

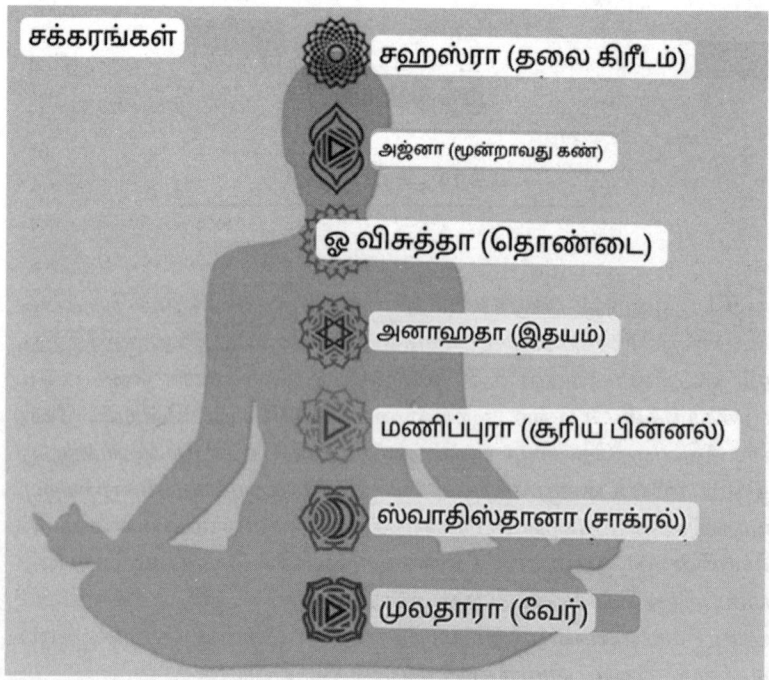

படம் 1: 7 சக்கரங்களின் நிலைகள்

திறக்கப்படாத சக்கரம் ஒரு சக்கரத்தால் குறிக்கப்படுகிறது மற்றும் அதன் திறப்பு ஒரு தாமரை திறப்பதன் மூலம் குறிக்கப்படுகிறது. மொத்தம் 7 முக்கிய சக்கரங்கள் உள்ளன. ஏன் இந்த மந்திர எண் 7?

உண்மையில் சில வேத எழுத்துக்கள் 7க்கும் மேற்பட்ட சக்கரங்கள் இருப்பதை விளக்குகின்றன. ஆனால் எளிமைக்காகவும் மேலும் தெளிவுபடுத்தும் முயற்சியாகவும் 7 சக்கரங்களை இங்கு வழக்கமாக ஏற்றுக்கொண்டேன். (மேலும் அறிய விரும்புவோர்

இந்தப் புத்தகத்தின் நோக்கத்திற்கு அப்பாற்பட்ட கூடுதல் பாடப் புத்தகங்களைப் பார்க்கலாம்). இந்த மந்திர எண் 7 ஐ விளக்குவதற்கு பல்வேறு வழிகள் இருக்கலாம், ஏனெனில் சக்கரங்கள் நம் உடல், இயற்கை மற்றும் நமது இருப்புடன் பல அற்புதமான தொடர்புகளைக் கொண்டுள்ளன. மந்திர எண் 7 ஐ விளக்க சில வழிகள் கீழே உள்ளன.

➢ வாரத்தில் 7 நாட்கள்
➢ வானவில்லில் 7 நிறங்கள்
➢ உலகம் 7 நாட்களில் படைக்கப்பட்டது என்று பழைய ஏற்பாடு சொல்கிறது.
➢ ஹீப்ருவில் 7 என்ற எண் முழுமை என்ற சொல்லில் உள்ள அதே எண்ணிக்கையிலான மெய்யெழுத்துக்களைக் கொண்டுள்ளது.

ஒற்றைப்படை எண் அல்லது பகா (பிரதான) எண்ணாக இருந்தாலும், மற்ற ஒற்றைப்படை அல்லது பகா எண்களுடன் ஒப்பிடும்போது எண் 7 என்பது நமது தினசரி நடைமுறைகள் மற்றும் அட்டவணைகளில் பொதுவாகப் பயன்படுத்தப்படுகிறது. டாரட் கார்டு படிப்பவர்கள் அல்லது ஜோதிடர்களிடையே கூட எண் 7 அனைவருக்கும் அதிர்ஷ்டமான ஒன்றாக கருதப்படுகிறது.

இந்தப் புத்தகத்தில் நான் ஒரு மருத்துவ பயிற்சியாளரின் பார்வையில் வழியாக 7 சக்கரங்கள் பற்றி உங்களை அழைத்துச் செல்வேன். முன்னர் சக்கரங்கள் பற்றி எழுதப்பட்ட அல்லது கற்பிக்கப்பட்ட அனைத்து புத்தகங்களும் இந்து மதம் (சனாதன தர்மம்) அல்லது புத்த மதத்தின் அடிப்படையில் செய்யப்பட்டவை.

ஆனால் இந்தப் புத்தகம் அந்த வகையில் தனித்துவமானது, இங்கு நான் மதம் மற்றும் சடங்குகளை சக்கரங்களுக்கு வெளியே வைத்து அனைத்து மனிதர்களுக்கும் அவர்களின் மதம் அல்லது நம்பிக்கையைப் பொருட்படுத்தாமல் அவற்றை விளக்க முயற்சித்தேன்.

எனவே இந்தப் புத்தகம் ஒரு டிரெண்ட்செட்டராக இருக்கும், இதன் மூலம் நீங்கள் பழத்தை முதலில் பார்க்காமலோ அல்லது உரிக்காமலோ நீங்கள் அதன் சுவையைப் பெறுவீர்கள். ஏனென்றால் இறுதியில் யோகச் சக்கரங்கள் அதைத்தான் செய்ய வேண்டும், நாம் தெய்வீகமாக மாறக்கூடிய நிலைக்கு நம் நனவை உயர்த்தி, நாம் இறக்கும் வரை ஆரோக்கியமாக இருக்க முடியும்.

யோகா சக்கரங்கள் நமது உணர்வு நிலை மற்றும் வெளி உலகத் துடனான நமது தொடர்பு ஆகியவற்றின் அடிப்படையில் திறக்கப் படுகின்றன.

ஏன் என்னைப் போன்ற ஒரு உள் மருத்துவ மருத்துவரால் சக்கரங் களுடன் எப்படி எளிதாக தொடர்பு கொள்ள முடிகிறது ?

என்னைப் பொறுத்தவரை யோகா என்பது அறிவியலின் மிகப் பெரிய ஒன்றாகும். இணையத்தில் யோகாவின் அர்த்தத்தைப் பார்க்கும்போது அது பொதுவாக "உடல் மற்றும் மனதை ஒன்றி ணைத்தல்" என்று சொல்லும். ஆனால் என்னைப் பொறுத்தவரை இது என் வாழ்க்கையில் ஒரு சமநிலையைக் கண்டறிவது பற்றியது. எனது வேலையை எப்போது தொடர வேண்டும், எப்போது ஓய்வெடுக்க வேண்டும் என்பதை நான் எப்படி அறிந்து கொள்வது? என் குழந்தைகளை/மனைவியை கணவனை / நிபந்தனையின்றி எப்போது நேசிக்க வேண்டும் என்பதை நான் எப்படி அறிவது மற்றும் எனக்கு அதிகமாக கொடுப்பதை நான் எப்போது நிறுத்துவது? எனக்குப் பிடித்தமான உணவை நான் எப்படி உண்டு மகிழலாம், மேலும் ஈடுபடுவதை எப்போது நிறுத்த வேண்டும் என்பதை எப்படி அறிவது?

ஒவ்வொரு செயலிலும் உணர்வுப்பூர்வமாகச் செய்யும்போது இந்த வகையான சமநிலை திருப்தி மற்றும் மனநிறைவைக் கண்டறிவதில் பெரும் வித்தியாசத்தை ஏற்படுத்தியது மற்றும் நான் சக்கரங்களை முழுமையாகப் புரிந்துகொண்ட பிறகு இது கண்டுபிடிக்கப்பட்டது. அதன் பிறகு எது சரி எது தவறு என்ற குழப்பம் என் மனதில் இல்லை. நான் இந்த நிலைக்கு வருவதற்கு இரண்டு வருடங்கள் தபஸ்யா (வலி/ஒழுக்கத்தை தானாக முன்வந்து ஏற்றுக்கொள்வது) 7 வருடங்கள் எடுத்தது என்று சொல்லத் தேவையில்லை. நான் ஞானத்தின் அந்த நிலையை அடைந்ததும், அதைப் பற்றி கற்பிக்கவும் எழுதவும் முடிவு செய்தேன்.

5000 ஆண்டுகளுக்குமுன்பு யோகாசக்கரங்கள் கண்டுபிடிக்கப்பட்ட காலத்திலிருந்து, ஆங்கிலேயர்கள் வந்து அதை நவீனப்படுத்த முயற் சிக்கும் வரை பண்டைய இந்தியாவில் அது சரியாக வரையப்பட்டு, வடிவமைக்கப்பட்டு நடைமுறைப்படுத்தப்பட்டது.

சுவாமி விவேகானந்தர் சரியாகச் சொல்வது போல் "கண் மூடித்தனமாக நம்புவது தவறு. உங்கள் சொந்த உரிமைகள் மற்றும்

தீர்ப்பைப் பயன்படுத்துங்கள், பயிற்சி செய்து நீங்களே பாருங்கள். நீங்கள் பயிற்சி செய்யும் போது ஒருவரை தவறு அல்லது சரி என்று நிரூபிக்க அரை மனதுடன் செய்யாதீர்கள். உங்கள் சுயத்திற்காகவும் உங்கள் சொந்த கற்றலுக்காகவும் செய்யுங்கள், அதன் பலன்கள் படிப்படியாக உங்களுக்குத் தெரியும்."

அப்படித்தான் நான் பயிற்சி செய்யத் தொடங்கினேன், விரைவில் யோகாவின் நோக்கம் மற்றும் அது நவீன மருத்துவ முறையுடன் எவ்வாறு இணைந்துள்ளது என்பதைக் கண்டறிய ஆரம்பித்தேன். இறுதியில் ஒரு டாக்டராக, யோகாவைப் பற்றி மாயமானது எதுவும் இல்லை என்பதையும், எல்லாமே அறிவியல் இயல்புடையது என்பதையும் நான் புரிந்துகொள்வதற்கு அதிக நம்பிக்கை தேவைப்படவில்லை.

ஏனெனில் நமது உடலில் சக்கரங்கள் எவ்வாறு சீரமைக்கப் பட்டுள்ளன என்பதைப் பாருங்கள். (படம் 1). படம் 1 இல் நம் உடலில் சக்கரங்கள் எவ்வாறு சீரமைக்கப்பட்டுள்ளன என்பதைப் பாருங்கள்.

சுஷும்னா அல்லது முதுகெலும்பு நெடுவரிசையின் நடுவில் உள்ள கால்வாய் வழியாக மின்னோட்டத்தை அனுப்புவதற்கான உங்கள் முயற்சியில் பதில் உள்ளது. எந்த நரம்பு இழைகளின் உதவியும் இல்லாமல் வெற்று கால்வாய் வழியாக மன நீரோட்டங்களை கம்பிகளாகச் செயல்பட அனுப்ப முடியும் என்றும் உண்மையில் எல்லாப் பிரச்சனைகளுக்கும் தீர்வு என்றும் ஒரு யோகி நம்புகிறார்.

இதை எப்படி நம்புகிறீர்கள்? மேலும் மிக முக்கியமாக, CNS (மத்திய நரம்பு மண்டலம்) மற்றும் PNS (புற நரம்பு மண்டலம்) ஆகியவற்றைப் படித்த என்னைப் போன்ற ஒரு மருத்துவர் ஏன் இத்தகைய மருத்துவமற்ற தீர்வை நம்புகிறார்.

பல வருட பயிற்சிக்குப் பிறகு இதை நானே பரிசோதித்து, அதன் மதிப்புகளைப் புரிந்துகொண்டதால் மட்டுமே. சாதாரண நபர்களில், சுஷும்னா கீழ் முனையில் மூடப்பட்டிருக்கும், அதன் மூலம் எந்த செயலும் வராது. ஆனால் யோகி ஒரு நடைமுறையை முன்மொழிகிறார், இதன் மூலம் அதைத் திறக்க முடியும் மற்றும் அதன் மூலம் நரம்பு நீரோட்டங்களை கடந்து செல்ல முடியும்.

வெற்று கால்வாயின் கீழ் முனையில் யோகி குண்டலினியின் தாமரை என்று அழைக்கிறார், இது குண்டலினி யோகாவின் சக்தியைக் குறிக்கிறது. இந்தச் சுருண்ட ஆற்றல் பாம்பைப் போல

மேலே எழும்பும்போது, அது ஒவ்வொரு சக்கரத்தையும் மெதுவாகத் திறக்கிறது, அது மூளை அல்லது சஹஸ்ராராவை அடையும் போது, யோகி தனது உடலிலிருந்தும் மனதிலிருந்தும் முழுமையாகப் பிரிந்து, இறுதியாக ஆன்மா சுதந்திரமாக இருப்பதைக் காண்கிறார்.

முள்ளந்தண்டு வடம் கிடைமட்ட 8 அல்லது முடிவிலி அடையாள மாகத் தெரிகிறது என்று மனித உடலின் உடலியல் மூலம் நாம் அறிவோம், அதாவது அதன் நடுவில் 2 பகுதிகள் இணைக்கப் பட்டுள்ளன, மேலும் அத்தகைய முடிவிலி அறிகுறிகளை ஒன்றன் மேல் ஒன்றாகக் குவிக்கும் போது, அது தோராயமாக பிரதிபலிக்கும் முழு முள்ளந்தண்டு வடம். இடதுபுறம் இடா (வலது மூளை) மற்றும் வலதுபுறம் பிங்கலா (இடது மூளை) ஆகியவற்றைக் குறிக்கிறது. இந்த முடிவிலி உருவத்தின் இணைப்பு மையத்தின் வழியாக செல்லும் வெற்று கால்வாய் முதுகுத் தண்டின் சுஷும்னா வாக இருக்கும்.

இந்த முதுகுத் தண்டுக்குள் உங்கள் உணர்வை எழுப்புவதற்கான எல்லையற்ற சக்தி உள்ளது, அல்லது எளிமையாகச் சொன்னால் சுய-உணர்தலுக்கான பாதை என்று. முதுகுத் தண்டுவடத்தின் நடுவில் உள்ள சுஷும்னா அல்லது கால்வாய் வழியாக நீங்கள் மின்னோட்டத்தைக் கடக்க முடிந்தால், இந்த மனித வாழ்க்கை யில் இருக்கும் அனைத்து பிரச்சினைகளுக்கும் நீங்கள் தீர்வு கண்டிருக்கலாம். அமெரிக்காவில் புள்ளியியல் ரீதியாகப் பார்த்தால், மக்கள் இயலாமைக்கு விண்ணப் பிக்கும் பொதுவான காரணம் முதுகுவலி மற்றும் மூட்டு வலி. ஒவ்வொரு பிரச்சனையும் முதலில் முதுகுத்தண்டு அல்லது முதுகில் வேரூன்றி, அதன்பிறகு வயதுக்கு ஏற்ப பல்வேறு வகையான நோய்களாக உருவாகிறது என்பதைக் குறிக்கிறது. இந்தப் புத்தகத்தை நீங்கள் படித்து முடிக்கும் நேரத்தில், இதை நீங்களே பரிசோதிக்க போதுமான அறிவுடன் வெளியேறுவீர்கள் என்று நான் உறுதியளிக்கிறேன்.

நான் கேள்விப்பட்ட சிலர் குண்டலினியின் எழுச்சியைக் கண்டு பயப்படுகிறார்கள். பாம்பு நிகழ்வு குண்டலினியிலிருந்து எழும் பாம்பின் இயற்பியல் அம்சங்களுடன் முற்றிலும் ஒப்பிடக்கூடியதாக இருக்கலாம் ஆனால் சிலவற்றில் இந்த நிகழ்வு பாம்பு ஏதோ விஷத்தைப் பிரதிநிதித்துவப்படுத்துவது போன்ற பயத்தை ஏற்படுத்தியிருக்கலாம். இந்த புத்தகமும் இதுபோன்ற பகுத்தறிவற்ற அச்சங்களை மனதில் வைத்து, சாதாரண மனதில் இருந்து இதுபோன்ற

அச்சங்களைப் போக்கவும், குண்டலினியின் சக்திகளை அனைவரும் அனுபவிக்கவும் உதவும் வகையில் எழுதப்பட்டுள்ளது.

ஏனெனில் இறுதியில் யோகா அல்லது சக்ரா செயல்பாட்டின் முழுப் பயிற்சிகளின் விளைவு நம்மை நீண்ட காலம் வாழ வைப்பதாகும். நவீன மருத்துவ முறையின் நோக்கம் அதுவாக இருக்க வேண்டும்.

ஆனால் துரதிர்ஷ்டவசமாக அது இன்று வடிவமைக்கப்படவில்லை. நவீன மருத்துவ முறையானது வணிக மாதிரியைப் போலவே செயல்படுகிறது மற்றும் ஒருவரின் சொந்த உடல் அல்லது மனதைப் புரிந்துகொள்ள போதுமான கருவிகளை வழங்கத் தவறிவிட்டது. எனவே ஒரு நவீன மருத்துவ பயிற்சியாளரின் பார்வையில் இருந்து குண்டலினி மற்றும் சக்கரங்களை விளக்குவதற்கான எனது பணிவான முயற்சி இங்கே. ஆரோக்கியம் ஒரு யோகியின் முக்கிய யோசனை அல்லது இலக்காக இருப்பதால், அவர்/அவள் நோய்வாய்ப்படக்கூடாது என்பதில் உறுதியாக இருக்கிறார். மேலும் அவன்/அவள் ஒருபோதும் நோய்வாய்ப்படுவதில்லை. அவன்/அவள் நீண்ட காலம் வாழ முடியும், நூறு ஆண்டுகள் அவனுக்கு/ அவளுக்கு ஒன்றுமில்லை.

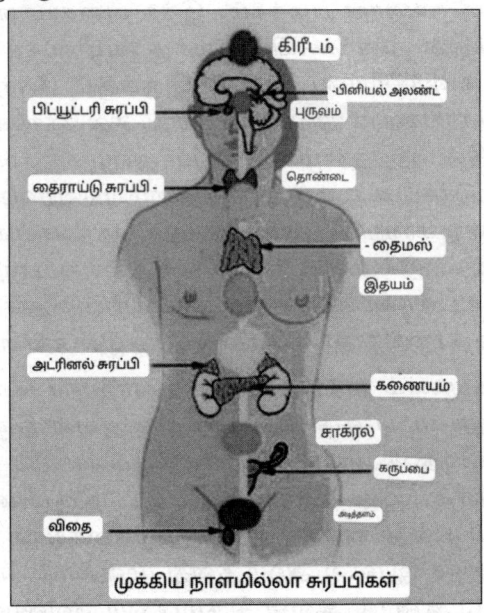

படம் 2: மனித நாளமில்லா அமைப்புடன் சக்கரங்களின் சீரமைப்பு

மேலே உள்ள படம் 2 இல், குறிப்பிட்ட சக்கரத்திற்கு (அவற்றின் நிறங்களில் பெயரிடப்பட்ட) எண்டோகிரைன் சுரப்பிகள் (கருப்பு நிறத்தில்) ஒதுக்கப்பட்டிருப்பதைக் காணலாம். எனவே மருத்துவ அடிப்படையில் ஒரு சக்ரா என்பது ஒரு மையம் அல்லது சுழல் அல்லது வாழ்க்கை ஆற்றலின் வரவேற்பு, ஒருங்கிணைப்பு மற்றும் பரிமாற்றத்திற்கான மையமாகும். எனவே சக்கரங்கள் நமது சொந்த மன மற்றும் உடல் நிரலாக்கத்திற்கான குறியீட்டு வடிவங்களால் செய்யப்பட்ட திரவமாக கருதுங்கள். இந்த நிரலாக்கமானது ஒரு குறிப்பிட்ட சூழ்நிலையில் நாம் பேசும் விதம், நாம் நடந்துகொள்ளும் விதம், சிந்திக்கும் விதம் மற்றும் நாம் செயல்படும் விதத்தை நிர்வகிக்கிறது.

தடுக்கப்பட்ட சக்கரம் என்றால் என்ன? தடுக்கப்பட்ட சக்கரம் கிரந்தி அல்லது முடிச்சு என்று அழைக்கப்படுகிறது. இந்த முடிச்சு ஆன்மிக அர்த்தத்தில் உள்ளது, அதாவது தவறான உறவு அல்லது தவறான திருமணம் அல்லது தவறான வேலை அல்லது தவறான சூழ்நிலை அல்லது ஒரு தவறான பழக்கம் அல்லது நீண்ட காலமாக நாம் விரும்பாத அல்லது ஏற்றுக்கொள்ள முடியாத ஒரு தவறான பழக்கம். இந்த வகையான அடைப்பு ஒரு சக்கரத்தின் வளர்ச்சியின்மைக்கு வழிவகுக்கிறது. கீழ் சக்கரங்கள் வளர்ச்சியடையாமல் இருக்கும் போது, மேலே இருக்கும் சக்கரங்களால் திறக்க முடியாது. சில நேரங்களில் இதை ஒரு சக்கரத்தின் ஏற்றத்தாழ்வு என்றும் அழைக்கிறோம். இந்தப் புத்தகத்தில் தடுக்கப்பட்ட மற்றும் ஏற்றத்தாழ்வு என்ற வார்த்தைகளை ஒன்றுக்கொன்று மாற்றாகப் பயன்படுத்துவதை நீங்கள் காண்பீர்கள், ஏனெனில் இரண்டும் மனித உடலிலோ அல்லது மனதிலோ ஒரே மாதிரியான உடல்நலப் பிரச்சினைகளை ஏற்படுத்துகின்றன. சில பழக்கமான உதாரணங்களைப் பயன்படுத்தி இதை விளக்குகிறேன்.

முதல் உதாரணம் தடுக்கப்பட்ட அனாஹதா (காதல் சக்ரா) சக்ரா - என்னுடைய ஒரு நோயாளிக்கு அவள் திருமணமான முதல் நாளிலிருந்தே அவள் தவறான திருமணத்தில் இருப்பதை அறிந்திருந்தாள். இது நிச்சயிக்கப்பட்ட திருமணம், முதல் இரவிலேயே தனது கணவர் ஓரினச்சேர்க்கையாளர் என்பதை அறிந்தார், அதே இரவில் அவர் தனது முன்னாள் காதலனுடன் ஓடிவிட்டார். ஆனால் அவள் திரும்பி வர வேண்டியிருந்தது, ஏனென்றால் அவளது காதலன் ஒப்புக்கொள்ளத் தயாராக இல்லை,

அதே சமயம் ஓரினச்சேர்க்கையாளர் எந்த கேள்வியும் கேட்காமல் அவளைத் திரும்ப அழைத்துச் செல்லத் தயாராக இருந்தான். அவள் தனது கணவருடன் தொடர்ந்து வாழ்ந்து IVF மூலம் 1 குழந்தையைப் பெற்றுள்ளார்.

அவளுக்கு இரண்டு முறை புற்றுநோய் இருப்பது கண்டறியப் பட்டது. வேறு எந்த உடல்நலப் பிரச்சினையும் இல்லாமல் என்னிடம் வந்தபோது அவளுக்கு 36 வயதுதான். உளவியல் ரீதியாக இது ஒரு சோகக் கதையாகத் தோன்றினாலும், சுருக்கமாகச் சொன்னால் என்னைப் போன்ற ஒரு யோகிக்கு தடுக்கப்பட்ட அனாஹத சக்கரம் இப்படித்தான் இருக்கும்.

வெளியுலகிற்கு மற்றும் அவளுடைய பெற்றோருக்கு கூட அவள் ஒரு அன்பான கணவன் மற்றும் ஒரு குழந்தையுடன் ஒரு சரியான திருமணத்தை வாழ்கிறாள், ஆனால் அவளுக்கு அவளுடைய திருமணத்திலிருந்து முற்றிலும் காதல் அனுபவம் இல்லை. மெல்ல மெல்ல இது தான் தன் விதி என்று நம்ப ஆரம்பித்தாள். தயவு செய்து உங்களுக்கு இப்படி நடக்க விடாதீர்கள். உங்கள் திருமணத்தில் சில விஷயங்களில் சமரசம் செய்வது பரவாயில்லை, ஆனால் அன்பின் பற்றாக்குறை ஒன்றாக இருக்கக்கூடாது. இங்கே எனது நோயாளி இதய சக்கரமான அனாஹத சக்கரத்தில் தடுக்கப்பட்டுள்ளார். அவளால் சுய அன்பைக் கண்டுபிடிக்க முடியவில்லை மற்றும் சுய பரிதாபத்தில் தொடர்ந்து வாழ்கிறாள், அது தடையை நீக்குவது மிகவும் கடினமானது. மக்கள் தங்கள் இதயங்களுக்கு செவிசாய்க்காமல், வெளி உலகத்தை திருப்திப்படுத்துவதற்காக அல்லது வெளிப்புற சூழ்நிலைகளை தங்கள் இதயம் சொல்வதை புறக்கணிப்பதற்காக மட்டுமே செயல்படுகிறார்கள். என் நோயாளி தன் கணவனை எப்படி இருக்கிறாரோ அப்படியே ஏற்றுக் கொள்ள வேண்டும் என்று எண்ணினாள் ஆனால் உண்மையில் அவள் அந்தச் சூழலுக்கு ஏற்றாற்போல் மாறுகிறாள். ஏற்றுக்கொள்ளுதல் மற்றும் சரிசெய்தல் இரண்டு வெவ்வேறு விஷயங்கள். அவள் தன் கணவருடன் அனுசரித்து செல்ல வேண்டும் என்று அவள் மனதில் முடிவெடுத்தாள், அதனால் அவள் அன்பின்மையுடன் அவனுடன் தொடர்ந்து வாழ்ந்தாள், ஆனால் உண்மையில் அவளுடைய உடல் பல நுட்பமான வழிகளில் அவளது நிலைமையை நிராகரித்தது. இந்த மன உடல் துண்டிக்கப்பட்டதால், அவள் இறுதியாக புற்றுநோய் போன்ற குணப்படுத்த முடியாத நோயில் சிக்கினாள்.

> அவள் அன்பின்மையுடன் அவனுடன் தொடர்ந்து வாழ்ந்தாள். ஆனால், அவள் உடல் பல நுட்பமான வழிகளில் அவளது நிலைமையை நிராகரித்தது.

யாரும் அவளைப் புரிந்து கொள்ள முயற்சிக்கவில்லை என்பது ஒரு பரிதாபம், மேலும் யாராவது அவளுடன் நெருங்கி பழக முயற்சித்தாலும், அந்த நபரை அவளுக்கு உதவுவதற்கு அவள் ஒருபோதும் அனுமதிக்க மாட்டாள். இத்தகைய மக்கள் அனைத்து வகையான சிகிச்சையையும் மிகவும் எதிர்க்கின்றனர் மற்றும் பல மாதங்கள் முதல் ஆண்டுகள் வரை சுய பரிதாபத்திலும் வெறுப்பிலும் தொடர்ந்து வாழ்கின்றனர்.

சக்ரா ஆற்றல் அதன் உள்ளடக்கத்தை பெரும்பாலும் நமது நாளின் இன்றைய எண்ணங்கள் மற்றும் அன்றாட வாழ்க்கையில் நாம் செய்யும் செயல்களின் தொடர்ச்சியான வடிவங்களிலிருந்து பெறுகிறது. எனவே சக்கரங்கள் மருத்துவம் அல்லாதவர் அல்லது நோயுற்ற நபருடன் தொடர்பில்லாததாகத் தோன்றினாலும் பல பரிமாணங்களில் இயங்குகின்றன. ஒரு குறிப்பிட்ட சக்கரம் அதிகமாக செயல்படும் அல்லது வழக்கத்திற்கு மாறாக தவிர்க்கப்படலாம்.

எனவே எந்த நாளமில்லா உறுப்பு இதய சக்கரத்துடன் தொடர்புடையது? இது தைமஸ் சுரப்பி. கர்ப்ப காலத்தில் குழந்தை கருப்பையில் உருவாகும்போது தைமஸ் சுரப்பி சுறுசுறுப்பாகவும், பருவமடைந்த பிறகு மெதுவாகவும் சுருங்குகிறது. தைமோசின் என்ற ஹார்மோனை உற்பத்தி செய்வதே இதன் முதன்மைப் பணியாகும், இது ஆன்டிபாடி செயல்பாட்டிற்காக நினைவக T செல்களை சேமித்து புற்றுநோய் மற்றும் உயிருக்கு ஆபத்தான நோய்த்தொற்றுகளுக்கு எதிராக பாதுகாக்கிறது.

எனது நோயாளிக்கு அவளது வயதுவந்த வாழ்க்கையில் 2 புற்றுநோய்கள் இருந்தன. குழந்தை பருவத்தில் பாதுகாப்பு ஆன்டிபாடிகள் உருவாகின்றன என்றால், வயதுவந்த வாழ்க்கையில் புற்றுநோய் செல்களை உருவாக்குவதை ஏன் தடுக்கவில்லை என்று நீங்கள் ஆச்சரியப்படுவீர்கள்? இந்தக் கேள்விக்கான பதில் இந்தப் புத்தகத்தில் விளக்கப்படுவதை விட மிகவும் சிக்கலானது.

எனது ஆராய்ச்சியில், புற்றுநோய் குழந்தைப் பருவத்துடனும், சில சமயங்களில் முந்தைய பிறவிகளுடனும் நீண்ட கால தொடர்பு கொண்டிருப்பதைக் கண்டேன். இந்த விளக்கங்கள் இந்தப் புத்தகத்தின் எல்லைக்கு அப்பாற்பட்டவை மற்றும் 2022 ஆம் ஆண்டின் மத்தியில் வெளியிட திட்டமிடப்பட்டுள்ள எனது புத்தகமான "புற்றுநோய்க்கு பின்னால் உள்ள காரணம்" சிறப்பாக விளக்கப்பட்டுள்ளது.

படம் 2 ஐப் பார்த்து, எனது நோயாளிக்கு என்ன வகையான புற்றுநோய் இருந்தது என்பதை ஒருவர் எளிதாக யூகிக்க முடியும். தைமஸ் சுரப்பி மார்பக எலும்புக்கும் தைராய்டுக்கும் இடையில் அமைந்திருப்பதால் அவளுக்கு தைராய்டு புற்றுநோய் மற்றும் மார்பகப் புற்றுநோய் இருந்தது. தைராய்டு புற்றுநோய் 28 வயதில் கண்டறியப்பட்டது மற்றும் 35 வயதில் மார்பக புற்றுநோய் கண்டறியப்பட்டது. என் நோயாளி இப்போது இல்லை, இந்த அத்தியாயம் அவருக்கு அர்ப்பணிக்கப்பட்டுள்ளது.

இரண்டாவது உதாரணம் மூலாதாரா (ரூட் சக்ரா) சக்ரா அடைப்பு - ஒரு நபர் ரூட் சக்ரா அல்லது விதைப்பையில் அதிகமாக ஈடுபட்டிருந்தால், அவர் ஒரு பிரதேசத்தை குறிக்கிறார் என்று அர்த்தம். அதில் ஆக்கிரமிப்பு, பாதுகாப்பு, இனப்பெருக்கம் மற்றும் சந்ததி ஆகியவை அடங்கும். ஆண்கள் வரலாற்று ரீதியாக பழமையான விலங்குகளைப் போன்றவர்கள் மற்றும் அவர்களின் குடும்பங்களை மிகவும் பாதுகாக்கிறார்கள். ஆனால் ரூட் சக்ராவில் அதிகமாகச் செயல்படும் அல்லது மேல்நோக்கி வளர்ச்சியடைவதைத் தடுக்கும் ஆணுக்கு, அத்தகைய நபர் ஒரு உச்சகட்டத்திற்குப் பிறகு அல்லது சண்டைக்குப் பிறகு அல்லது தீவிர ஆக்கிரமிப்புச் செயலுக்குப் பிறகுதான் உயிருடன் இருப்பதாக உணர்கிறார் (எடுத்துக்காட்டு: தற்செயலான கொலை / திட்டமிட்ட கொலை).

சரியான கொடுக்கல் வாங்கல் இருக்கும் போது நன்கு சமநிலையான சக்கரம். அதிகப்படியான செயல்படுத்தப்பட்ட ரூட் சக்ரா இருந்தால், அந்த நபர் தொடர்ந்து விபச்சாரிகளிடம் செல்வார் அல்லது கூடுதல் திருமண விவகாரங்களில் ஈடுபடுவார் அல்லது தீவிரவாதியாக மாறுவார். ஆண்களின் மிகவும் பழமையான கதாபாத்திரங்கள் வெளிப்படும் மற்றும் அவர்கள் அதிக வன்முறை பாத்திரங்களைக் காட்ட முனைவார்கள். அமெரிக்காவில் பள்ளி துப்பாக்கிச் சூடு குறித்து சமீபத்தில் நடத்தப்பட்ட ஆய்வில், பள்ளி துப்பாக்கிச்

சூடு நடத்தியவர்களில் 80 சதவீதத்திற்கும் அதிகமானோர் டீன் ஏஜ் ஆண்கள் என்பது கண்டுபிடிக்கப்பட்டது. அத்தகையவர்கள் சமூகத் தீமைகளில் ஈடுபட்டு, கொடுமைப்படுத்துபவர்கள், கற்பழிப்பவர்கள், பயங்கரவாதிகள், குழந்தைப் பாலியல் வேட்டையாடுபவர்கள், பாலியல் அடிமையாதல், நாசிசிஸ்டுகள் போன்றவர்களாக மாறக்கூடும்.

தயவுசெய்து இந்தப் பாலியல் பிரச்சனைகள் இந்தியாவில் மட்டுமே உள்ளது அல்லது குறைவான நுட்பமான மக்களிடையே மட்டுமே உள்ளது என்று கருத வேண்டாம். அமெரிக்காவிலும் பிற வளர்ந்த நாடுகளிலும் பல பாலியல் குற்றவாளிகளை நான் கண்டிருக்கிறேன். இந்தியாவின் கிராமப்புறங்களில் பாலியல் குற்றவாளிகளுக்கு செக்ஸ் எளிதில் கிடைக்காது, எனவே இதுபோன்ற இடங்களில் நீங்கள் கற்பழிப்பாளர்கள் மற்றும் சட்டவிரோத விபச்சாரத்தைப் பற்றி அதிகமாகக் கேள்விப்படுவீர்கள், மேலும் பெரும்பாலானவர்கள்சட்டவிரோதநடவடிக்கைகளுக்காகசிறையில் அடைக்கப்படுவார்கள். உடலுறவு எளிதில் கிடைக்கக்கூடிய அமெரிக்கா போன்ற இடங்களில் நீங்கள் பாலியல் அடிமைத்தனம், ஆபாசம், உரிமம் பெற்ற விபச்சாரம் போன்றவற்றைக் கேள்விப்படுவீர்கள், மேலும் அவர்கள் சிகிச்சைக்காக பாலியல் மறுவாழ்வு கிளினிக்குகளுக்குச் செல்கிறார்கள். உலகப் புகழ்பெற்ற கோல்ஃப் வீரர்களில் ஒருவரான டைகர் வூட்ஸில் பாலியல் அடிமைத்தனம் கண்டுபிடிக்கப்பட்டபோது அது அதிகம் பேசப்படும் விஷயமாக மாறியது.

வெளியுலகிற்கு செய்தியாக வருவதற்கு முன்பு, அவர் மகிழ்ச்சியான திருமணமானவர், வாழ்க்கையை விட பெரியவர், 2 குழந்தைகளுடன் வெற்றிகரமான மனிதராக இருந்தார், மேலும் பாலியல் அடிமைத்தனம் பற்றிய செய்தி சமூக ஊடகங்களில் வெளிப்படையாகத் தெரிந்தபோது, அவர் 120 க்கும் மேற்பட்ட திருமணஉறவுகளைவைத்திருந்ததைஅவர்கள்கண்டுபிடித்தனர். அது தெளிவாக அசாதாரணமானது மற்றும் வரம்பிற்கு அப்பாற்பட்டது.

மூலாதாரா அடைப்பு உலகின் எந்தப் பகுதியிலும் மற்றும் அனைத்து வகுப்பு மக்களிடமும் எங்கும் நிகழலாம். இதனுடன் தொடர்புடைய பிற பிரச்சனைகள் விறைப்புத்தன்மை, பாலுறவு இயலாமை, டிஸ்பேரூனியா (வலி மிகுந்த உடலுறவு) மற்றும் பெண்களில் அதிக யோனி வறட்சி, உடலுறவில் ஆர்வமின்மை

போன்றவை ஆளுமை கோளாறுகள், மனச்சோர்வு, விவாகரத்துகள், பதட்டம் மற்றும் பல.

எனவே அடிப்படை மூல சக்கரங்களிலிருந்து பகுப்பாய்வு செய்யத் தொடங்கி, உயர் சக்கரங்களுக்குச் செல்வோம். நாம் சஹஸ்ரார சக்கரத்திற்கு வருவதற்குள், நமது நல்வாழ்வுக்கு சக்கரங்கள் ஏன் மிகவும் முக்கியமானவை என்பதையும் அவை நமது ஆரோக்கியம் மற்றும் ஆரோக்கியத்துடன் எவ்வளவு நெருக்கமாக இணைக்கப்பட்டுள்ளன என்பதையும் நீங்கள் போதுமான அளவு புரிந்துகொள்வீர்கள் என்று நான் உறுதியளிக்கிறேன்.

எனவே, ஒரு நபர் ஒரு குறிப்பிட்ட சக்கரத்தை அதிகமாகத் தவிர்ப்பது (தடுப்பு) வரை ஒரு சக்கரத்தின் அதிகப்படியான செயல் பாட்டால் எவ்வாறு பாதிக்கப்படுகிறார் என்பதைப் பார்ப்போம், மேலும் கீழே உள்ள ஒவ்வொரு சக்கரத்திலும் உள்ள தீவிரநிலைகளின் விரைவான சுருக்கம் மேலே இருந்து கீழே உள்ளது.

சக்ரா 7:
சஹஸ்ராரா - எனக்குத் தெரியும் (மரணம் Vs தெய்வீகம்)
சக்ரா 6:
ஆக்னா - நான் பார்க்கிறேன் (உள்ளுணர்வு Vs புத்தி)
சக்ரா 5:
விஷுதி - நான் பேசுகிறேன் (காமெடி Vs சோகம்)
சக்ரா 4:
அனாஹதா - நான் விரும்புகிறேன் (சுய அன்பு Vs சுய பரிதாபம்)
சக்ரா 3:
மணிப்புரா - நான் செய்கிறேன் (உற்சாகம் Vs சலிப்பு)
சக்ரா 2:
ஸ்வாதிஸ்தானா - நான் உணர்கிறேன் (புணர்ச்சி Vs மரணம்)
சக்ரா 1:
மூலாதாரா - என்னிடம் உள்ளது (வெளியீட்டிற்கு எதிராக உள்ளது)

அத்தியாயம் 2

மூலாதாரா சக்ரா (மூல சக்கரம்)

(உடைமை மற்றும் வெளியீடு)

"இந்தக் கிரகம் அனைவருக்கும் போதுமானது."

நிறம் - சிவப்பு.
உறுப்பு - பூமி.
முதுகெலும்பின்
இடம் - அடிப்படை
(கோசிஜியல்
பிளெக்ஸஸுக்கு அருகில்).
செயல்பாடு - உயிர்வாழ்தல்.
சுரப்பி - சோதனைகள்.
நரம்பு பின்னல் - சேக்ரல்.
பிளெக்ஸஸ்

அமைப்பு - இனப்பெருக்கம்

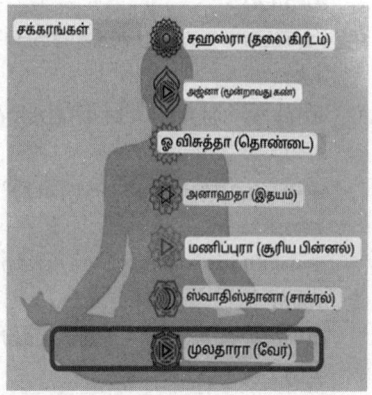

முதல் சக்கரம் - மூலாதாரா என்பது பூமி அல்லது பொருளுடன் நமது தொடர்பு. இதுவே நமது அடித்தளம் மற்றும் அது நமது இருப்பை உறுதிப்படுத்துகிறது. மூலாதார சக்கரத்தின் சமநிலையை நம்மால் கண்டுபிடிக்க முடியவில்லை என்றால், நாம் மேலும் வளர முடியாது. அது பின்னர் கிளைகளைப் பிரிக்க முயற்சிக்கும். ஆனால் அடியில் வேர்கள் இல்லாத ஒரு மரத்தை பிரதிபலிக்கும். பயம் என்பது இந்த சக்கரம் தடுக்கப்படுவதற்கான பொதுவான அறிகுறியாகும். மேலும்

இந்த பயத்தை எதிர்கொள்ள வேண்டியது அவசியம். நமது வேர்கள் மூலம் நாம் பரிச்சயம், ஊட்டச்சத்து, வளர்ச்சி மற்றும் உள் பாதுகாப்பு ஆகியவற்றைப் பெறுகிறோம்.

நாம் மிகவும் நவீனமாகவும் நகரமயமாகவும் மாறும்போது இயற்கை அல்லது தாய் பூமியுடனான நமது தொடர்பு மெதுவாக மறைந்துவிடும், இது உடலுக்கும் நம் மனதுக்கும் இடையிலான துண்டிப்பின் தொடக்கமாகும். தரையிறக்கம் என்பது தாய் பூமியுடன் உடல் ரீதியாக தொடர்புகொள்வதைக் குறிக்கிறது. இது மின்சாரம் மூலம் தரையிறக்கப்பட்டதையும் குறிக்கிறது. நமது இதயம் மற்றும் உடல் திரவங்கள் ஒரு வினாடிக்கு 6.8 அல்லது 7.5 சுழற்சிகள் அதிர்வெண்ணில் அதிர்வுறும் என்று நவீன விஞ்ஞானம் கண்டுபிடித்துள்ளத. இது பூமியின் காந்தப்புலத்தின் அதிர்வுகளின் அதிர்வுகளை வினாடிக்கு 7.5 சுழற்சிகளுக்கு ஒத்திருக்கிறது. *ER* (அவசர அறை) வருகையில் கிட்டத்தட்ட ஒரு முன்நிபந்தனையான *EKG* (இதயத்தின் எலக்ட்ரோ கார்டியோகிராம்) பெறுவதற்குப் பின்னால் உள்ள தர்க்கம் இதுதான் மற்றும் நமது உடலின் பொதுவான செயல்பாடு பற்றிய முக்கியமான தகவலாகும்.

வேர் சக்கரங்கள் அரிதாகவே திறந்திருக்கும் போது அதே நேரத்தில் உயர் சக்கரங்கள் ஏற்கனவே திறந்திருக்கும் போது உளவியல் நோய்கள் எழுகின்றன, மற்றும் அத்தகைய நபர்கள் யதார்த்தத்துடன் தங்கள் தொடர்பை இழக்கிறார்கள். பெரும்பாலும் இந்த அடிப்படையை வார்த்தைகளால் விளக்க முடியாது.

உதாரணமாக, நான் இந்தியாவில் வாழ்ந்ததை விட அமெரிக்காவில் வாழ்ந்திருக்கிறேன். ஆனால் நான் இந்தியாவுக்குச் செல்லும் போதெல்லாம், இயற்கையாகவே வரும் ஒரு சுலபமான உணர்வை நான் எப்போதும் உணர்ந்தேன். பரிச்சய உணர்வு, அன்பின் உணர்வு மற்றும் நம் தாய்மார்களுடன் நாம் எப்படி உணர்கிறோமோ அதைப் போலவே வளர்க்கும் உணர்வு. கலவரங்கள் அல்லது கற்பழிப்புக் கதைகள் அல்லது தொற்றுநோய்களைக் பற்றிக் கேட்டாலும் இந்தியாவில் எங்கும் பயணிக்க நான் பயப்படவில்லை.

தெரு உணவுகள் என் உடல் நலத்திற்குப் பாதுகாப்பற்றது என்று தெரிந்தாலும், அதைச் சாப்பிடுவதற்கோ அல்லது குடிப்பதற்கோ நான் ஒருபோதும் பயப்படவில்லை. அமைப்பு எப்படி வேலை செய்கிறது என்பதை நான் அறிந்திருப்பதாலும், அமைப்பை முறியடிக்கும் வழிகளை நான் அறிந்திருந்ததாலும் தொலைந்து போய்விடுமோ என்ற பயத்தை நான் ஒருபோதும் உணரவில்லை.

இதுதான் எனது மூலாதாரம், நான் உலகம் முழுவதும் எங்கு சென்றாலும், இந்தியாவுக்குச் செல்லும் போது எனக்குக் கிடைக்கும் இந்த விசித்திரமான ஆறுதல் உணர்வு உள்ளது. இந்த உணர்ச்சி தனித்துவமானது மற்றும் ஏக்கம் போன்ற எளிய வார்த்தைகளில் விவரிக்க முடியாது. வேறுவிதமாகக் கூறினால், அடிப்படையைப் பெறுவது என்பது நமது உயிர்வாழ்வதற்கான தேவைகள் ஆரோக்கியமான மற்றும் நேரடியான வழியில் பூர்த்தி செய்யப்படுகின்றன என்பதை அறிவதாகும். உணவு, தங்குமிடம், உடை போன்றவை மற்றும் சிறு குழந்தைகளாக இருக்கும் போதே நாம் பெற்றோரைச் சார்ந்து இருந்தோம்.

இதன் அர்த்தம் நான் மற்ற இடங்களுக்குச் செல்லும்போது என்னால் செயல்பட முடியாது, அல்லது முழுமையடையவில்லை என்று இது அர்த்தம் இல்லை. ஆனால் நான் வீட்டில் இல்லாதபோது என்னுடைய பாதுகாப்பை நான் கவனித்துக்கொள்வேன். வீட்டில் மற்றும் அலுவலகம் (பணியிடம்) இருக்கும் போது ஒருவர் எப்படி உணர்கிறார்களோ அது போலத்தான் இதுவும் இருக்கும். நான் வீட்டில் உள்ளவர்களை எவ்வளவு நேசித்தாலும் அல்லது வேலையில் இருப்பவர்களை நேசித்தாலும் இரு இடங்களும் சில நேரங்களில் சவாலாக இருக்கலாம். ஆனால் வீட்டில் நான் என் குடும்ப உறுப்பினர்களுடன் வாக்குவாதம் அல்லது சண்டை சச்சரவுகள் இருக்கும்போது கூட நான் நிம்மதியாகவும் எளிதாகவும் இருக்க முடியும். எல்லா குழப்பங்கள் இருந்தபோதிலும், நான் வசிக்கும் இடம் அது என் வீடு.

எப்போதெல்லாம் நமது மூலாதாரா அபாயகரமான சமிக்ஞையால் சவால் செய்யப்படுகிறதோ அல்லது செயல்படுத்தப்படுகிறதோ அப்போது நாம் பீதி நிலைக்குச் செல்கிறோம். மூலாதாரத்தில் தடுக்கப்பட்ட ஒரு நபர் இதைத்தான் செய்கிறார். வெளிப்புற தூண்டுதல்களுக்கு எப்படி எதிர்வினையாற்றுவது என்று அவருக்குத் தெரியாது மற்றும் நிலையான பயத்தில் வாழ்கிறார்கள். உதாரணமாக, நமது வருமானத்திற்கு அச்சுறுத்தல் ஏற்பட்டாலோ அல்லது நில உரிமையாளரால் நாங்கள் வெளியேற்றப்பட்டாலோ நமது அடித்தளம் கேள்விக்குறியாகிவிடும். முலாதாரா (இந்த விஷயத்தில் தங்குமிடம்) அச்சுறுத்தப்படுகிறது.

இந்த நபரால் விரைவில் அதிலிருந்து மீள ஒரு வழியைக் கண்டுபிடிக்க முடியாவிட்டால், அவர்/அவள் அந்த எண்ணங்களால் நிரந்தரமாக கவலைப்படுகிறார் மற்றும் தடுக்கப்பட்ட மூலாதாரத்தில்

சிக்கிக் கொள்கிறார். தொடர்ச்சியான பாதுகாப்பின்மை அல்லது பீதி பயன்முறை உள்ளது, அது இயக்கப்பட்டு, உயர்ந்த சக்கரங்களுக்கு உயர்வது மிகவும் சாத்தியமற்றதாகிறது.

உங்கள் எண்ணங்களை பகுப்பாய்வு செய்ய வேண்டிய நேரம் இது. உயிர் பிழைப்பதில் அல்லது அடிப்படைத் தேவைகளைக் கண்டுபிடிப்பதில் நான் ஏன் சிரமப்படுகிறேன்? எனது அத்தியாவசிய தேவைகளை ஏன் என்னால் பூர்த்தி செய்ய முடியவில்லை? உணவோ, தங்குமிடமோ, வேலையோ, உடலுறவோ எதுவாக இருந்தாலும், நாம் அனைவரும் வெள்ளிக் கரண்டியுடன் பிறந்தவர்கள் அல்ல. நாம் ஏராளமாக பிறக்காதபோது, சில சமயங்களில் ஆடம்பரத்தை பணயம் வைக்க பயப்படுகிறோம். நாம் பெரும்பாலும் நம்மை முதன்மைப்படுத்தத் தவறுகிறோம் அல்லது சில சமயங்களில் நம்மைச் சுற்றியுள்ளவர்களைவிட தாழ்ந்தவர்களாக உணர்கிறோம்.

நீங்கள் ஒரு இளம் பெண்ணாக இருந்தால் - நீங்கள் போதுமான அழகாக இல்லை என்று நீங்கள் உணரலாம்.

நீங்கள் ஒரு இளைஞனாக இருந்தால் - உங்கள் திறமை போதுமானதாக இல்லை என்று உணரலாம்.

நீங்கள் ஒரு பெண்ணாக இருந்தால் - நீங்கள் எந்த நன்மைக்கும் தகுதியற்றவர் என்று நீங்கள் உணரலாம்.

நீங்கள் ஒரு மனிதராக இருந்தால் - உங்கள் நிதியில் பாதுகாப்பற்றதாக உணரலாம்.

நீங்கள் உடை வாங்கும் போது, அதை வாங்க முடியும் போது கூட ஒருமுறைக்கு இருமுறை யோசிப்பீர்கள். ஆடம்பரமான ஒன்றை வாங்குவதை நீங்கள் அடிக்கடி நிறுத்துவதைக் காணலாம். சில நேரங்களில் நீங்கள் பற்றாக்குறைக்கு பழகிவிடுவீர்கள். சிலர் தங்கள் பணத்தின் மீது தொடர்ந்து பிடிவாதமாக இருப்பார்கள். அதனால்தான் துப்பாக்கி ஏந்தியவர்களையும் பயங்கரவாதிகளையும் (மூலாதாராவில் தடுக்கப்பட்டவர்கள்) நீங்கள் பார்க்கிறீர்கள், அவர்கள் படுக்கைக்கு அருகில் ஆயுதம் இல்லாமல் படுக்கைக்குச் செல்ல பயப்படுவதால் அவர்கள் உயிருக்கு அச்சுறுத்தலாக உணர்கிறார்கள். பிற்காலத்தில் சிறந்த வாழ்க்கைத் தரத்திற்கு உயர்ந்தவர்கள், தங்கள் மனதில் ஆழமாக வேரூன்றிய பயத்தின் கருத்து இருப்பதாகக் கூறுகிறார்கள். அதனால் அவர்கள் இன்பம் அல்லது மிகுதியை ஏற்றுக்கொள்வது கடினம்.

பெரும்பாலும் அவர்களின் உள் மனம் அவர்களிடம் சொல்கிறது - "நிறுத்துங்கள்! நீங்கள் அதற்கு தகுதியற்றவர்".

மூலாதாரா விரைகளுடன் தொடர்புடையது என்பதால், மூலாதாரா அடைப்புடன் தொடர்புடைய பெரும்பாலான நோய்கள் ஆண்களில் காணப்படுகின்றன. அமெரிக்காவில் நடக்கும் பள்ளி துப்பாக்கிச் சூடுகளில் 80 சதவீதத்திற்கும் அதிகமானவை பதின்ம வயது ஆண்களால் ஏற்படுகின்றன, இந்த கருத்துக்கள் ஆரம்பகால வாழ்க்கையில் பள்ளியில் கற்பிக்கப்படாதபோது எவ்வளவு பேரழிவு ஏற்படுகிறது என்பதைக் குறிக்கிறது. அமெரிக்காவில் உள்ள பெரும்பாலான மக்கள், வயது வந்தோரின் வாழ்க்கையில், குணப்படுத்த முடியாத நோய் அல்லது விளக்க முடியாத ஒருவித பேரழிவு போன்றவற்றால் கடுமையாக பாதிக்கப்படும் வரை யோகாவின் முக்கியத்துவம் தெரியாது. வாழ்க்கையின் பிற்பகுதியில் யோகாவுக்குத் திரும்பும் பெரியவர்கள் கூட, உடலையும் மனதையும் முழுவதுமாகப் புரிந்துகொள்வதற்கான ஒரு முறையாக இல்லாமல், உடல் ஆரோக்கியத்திற்கான ஒரு வழியாக, அருகிலுள்ள யோகா ஸ்டுடியோவில் இருந்து அதைக் கற்றுக்கொள்கிறார்கள்.

தொற்றுநோய் காலடி எடுத்து வைக்கும்போது, நமது இருப்புக்கு ஒரு புதிய அச்சுறுத்தலை எதிர்கொள்கிறோம். ஆயுதங்களைக் கொண்டு போரிட முடியாத அச்சுறுத்தல் அல்லது அதை கிரகத்தில் இருந்து எளிதில் அகற்ற முடியாது.

பெரும்பாலும் இதுபோன்ற நெருக்கடிதான் மக்களை அவர்களின் மூலாதாரத்திலிருந்து எழுப்புகிறது. அதனால்தான், தொற்றுநோய்களின் போது செல்லப்பிராணிகளை வளர்ப்பவர்களின் எண்ணிக்கை அதிகரித்தது, ஏனென்றால் மக்கள் இயற்கையுடன் இணைக்க முற்படுகிறார்கள் அல்லது பாசத்திற்காக ஏங்குகிறார்கள் அல்லது தாய் பூமியுடனான அனுபவங்களில் அதிக நெருக்கமான கைகளைத் தேடுகிறார்கள்.

மூலாதாராவின் நோக்கம் தாய் பூமி, அதன் தெய்வீகம் மற்றும் அதன் எளிமை மற்றும் அதன் பரந்த தன்மை பற்றிய நமது விழிப்புணர்வை உயர்த்துவதாகும். இங்குதான் நாம் தொடங்குகிறோம், எங்கு முடிகிறது, இதுதான் நமது முதல் சக்கரத்தின் நோக்கம். நமது கிரகம், நமது வளங்கள் மற்றும் நமது பாரம்பரியத்தை மதிக்கக் கற்றுக் கொள்ளும்போது, நமது இருப்பு மிகச்சிறந்ததாகிறது.

மூலாதாரா தடை எவ்வாறு நீக்குவது?

ஏராளமாக பிறக்காதவர்களுக்கு - உலகெங்கிலும் உள்ள பெரும்பாலான கலாச்சாரங்கள் தங்கள் குழந்தைகளுக்கு அடிப்படை பள்ளிக் கல்வியை ஊக்குவிக்கின்றன, ஏனெனில் இது நமது மூல சக்கரத்திலிருந்து மேல்நோக்கி உயர உதவுகிறது. பஞ்சம், குழப்பம், பயங்கரவாதம் மற்றும் போர்கள் உள்ள நாடுகளில் பிறக்கும் குழந்தைகள் அத்தகைய அடிப்படைப் பள்ளிக் கல்வியைக் கூட இழந்துள்ளனர், மேலும் அவர்கள் தொடர்ந்து தங்கள் உயிர்வாழ்வுக்கு அச்சுறுத்தலை எதிர்கொள்கின்றனர். அத்தகைய குழந்தைகள்/ பெரியவர்கள் வெற்றிபெறவும் மகிழ்ச்சியைக் காணவும், அடிப்படைப் பள்ளிக் கல்வியிலிருந்து தொடங்க வேண்டும்.

ஏராளமாக பிறந்தவர்களுக்கு (அத்தியாயம் 1, டைகர் வூட்ஸ் இரண்டாவது உதாரணத்தில் பயன்படுத்தப்பட்டது போல) - சுய அன்பு என்பது ரூட் சக்ராவிலிருந்து தொடங்குகிறது.

மசாஜ்கள், உடற்பயிற்சிகள், சூடான குளியல், உணவு மற்றும் நன்றாக ஓய்வெடுப்பது ஆகியவை நமது உடலின் அடிப்படைகளை கவனித்து, முதல் சக்கரத்தை வளர்ப்பதற்கான சில வழிகள். மூலாதாரத்தில் தடை உள்ளவர்கள் தினமும் குறைந்தது 10-15 நிமிடங்களாவது இயற்கையிலோ அல்லது பசுமையிலோ வெறுங்காலுடன் நடப்பதை நான் வலியுறுத்துகிறேன். குறைந்தபட்சம் 7-8 மணிநேரம் (24 மணி நேரத்தில்) தூங்குவதும் கட்டாயமாகும். பள்ளிப் பாடத்திட்டத்தின் ஒரு பகுதியாக ஆரம்பகால வாழ்க்கையிலிருந்து யோகா/தியான அடிப்படைகளைக் கற்றுக்கொள்வது, கீழே பட்டியலிடப்பட்டுள்ள பல சமூகத் தீமைகளை அகற்ற உதவும் என்று நான் மிகவும் உறுதியாக நம்புகிறேன்.

கடற்கரை அல்லது பூங்கா அல்லது மாடித் தோட்டத்தில் நடைப்பயிற்சி மேற்கொள்வது தாய் பூமியுடன் இணைய உதவும். சிறந்த முடிவுகளுக்கு, தோட்டக்கலை, விவசாயம் அல்லது அடிமட்ட அளவில் ஒரு பரோபகார நிறுவனத்தில் பணிபுரிவது (உதாரணம்- அனாதை இல்லத்திற்கு ஒரு வீட்டைக் கட்டுதல்) அவர்களின் மூலாதார சக்கரத்தின் திறப்பை மேலும் மேம்படுத்தலாம். இந்தச் சக்கரத்தில் தடுக்கப்பட்ட பலருடன் நான் பணியாற்றியுள்ளேன், எவருக்கும் சிகிச்சையளிக்க முயற்சிக்கும் முன் அடைப்பு ஏற்பட்ட இடத்தை முதலில் அங்கீகரிப்பது இதில் அடங்கும். நோயாளி தனது அடைப்பு எங்குள்ளது என்பதை புரிந்து கொண்டால், குணப்படுத்துவது அல்லது தடுப்பதை நீக்குவது எனது வேலை மிகவும் சிரமமின்றி மற்றும் குறைந்த நேரத்தை எடுத்துக்கொள்ளும்.

மூலாதாரா சக்ரா அடைப்புடன் தொடர்புடைய முதல் 3 நோய்கள்:

- உளவியல் கோளாறுகள் (மனச்சோர்வு, அடிமையாதல் மற்றும் சில ஆளுமை கோளாறுகள்).
- பயங்கரவாதிகள்/கற்பழிப்பாளர்கள்/குண்டர்கள்/துப்பாக்கி சூட்டுக்காரர்கள்/பாலியல், வேட்டையாடுபவர்கள்/நாசீசிஸ்ட்/ பள்ளியில் சுடுபவர்கள்.
- ஆண்களில் விறைப்புத்தன்மை குறைபாடு (உதாரணம்: முன்கூட்டிய விந்துதள்ளல்), ஆசனவாய் கோளாறுகள் (எ.கா: மலச்சிக்கல்), தூக்கக் கோளாறுகள் (உதாரணம்: தூக்கமின்மை).

நான் நடத்தும் ஆரோக்கியமான யோகா மற்றும் ஆரோக்கியமான தியான வகுப்புகள் மூலம் மேலே உள்ள அனைத்தையும் தடுக்கலாம்/சரிசெய்யலாம்.

அத்தியாயம் 3

ஸ்வாதிஸ்தான சக்ரா (சேக்ரல் சக்ரா)

(உச்சம் மற்றும் மரணம்)

"நான் எதற்கும் திறந்தவன், ஆர்வம் என்பது எனது நடுப்பெயர்."

நிறம் - ஆரஞ்சு
உறுப்பு - நீர்
அடிப்படை - சாக்ரம்/இடுப்பின் இடம்
செயல்பாடு - படைப்பாற்றல் / கருவுறுதல்
சுரப்பி - கருப்பை
நரம்பு பின்னல் - இடுப்பு பின்னல்
அமைப்பு - பிறப்புறுப்பு - சிறுநீர்

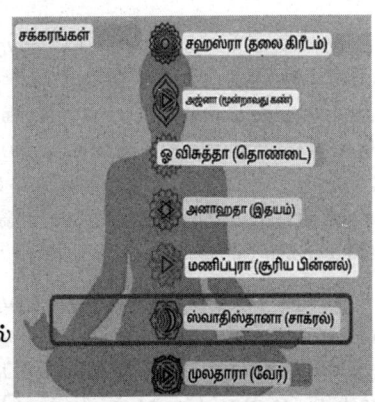

இரண்டாவது சக்ரா: ஸ்வாதிஸ்தானா என்பது உடல் இயக்கம் மற்றும் நமது உடலின் வேர் சக்ரா மற்றும் இடுப்புக்கு இடையில் உள்ளது (படம் 1 & படம் 2 ஐப் பார்க்கவும்).

சரியாகச் சொல்வதானால், கருப்பை அல்லது கருவில் இரண்டாவது சக்கரத்தில் உள்ளது. ஒருவரிடம் உள்ள பெண்பால் குணங்கள் எதுவாக இருந்தாலும் இந்தச் சக்கரத்திற்குக் காரணம் - வளர்ப்பு, இனப்பெருக்கம்,

பாலுணர்வு, சிற்றின்பம், அழகு (பெண்களின் இடுப்பு மற்றும் பிட்டம்), பெண்ணின் உச்சக்கட்டம் மற்றும் பல. இங்குதான் நமது அகங்காரம் தொடங்குகிறது, உணர்ச்சிகள், ஆர்வம் மற்றும் ஆசைகள் எழுகின்றன. படம் 3 இல், ஸ்வாதிஸ்தானா பகுதியில் பெண் உடலின் கீழ் பகுதியின் குறுக்குவெட்டு உள்ளது. நீங்கள் கருப்பை, சிறுநீர்ப்பை மற்றும் குடல் அல்லது பெருங்குடலின் கீழ் பகுதியைக் காணலாம். இந்தப் பகுதியில் உள்ள அனைத்தும் வெளியில் பொருட்களை நகர்த்துவது அல்லது வெளியேற்றுவது அல்லது வெளியில் தொடர்பு கொள்ள முயற்சிப்பது ஆகியவை அடங்கும் என்பதை கவனியுங்கள். இந்த விஷயங்களை வெளியில் வெளியேற்றுவதில் நீர் உறுப்பு முக்கிய பங்கு வகிக்கிறது.

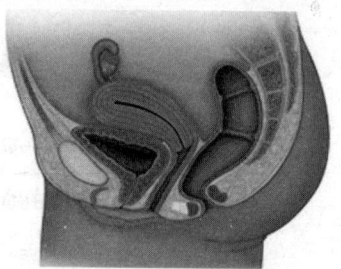

படம் 3: பெண்களில் ஸ்வாதிஸ்தானா பகுதி

சிறுநீர்ப்பை சிறுநீர்க்குழாய் வழியாக வெளியே சிறுநீரை வெளியேற்றுகிறது. கருப்பை மாதவிடாய் உள்ளடக்கத்தை வெளியில் வெளியேற்றுகிறது மற்றும் பிரசவத்தின் போது அது பிறப்புறுப்புவழியாககுழந்தையை வெளியே கொடுக்கிறது.

குடல் அல்லது சிக்மாய்டு பெருங்குடலின் கீழ் பகுதி மலக்குடல் அல்லது ஆசனவாய் இருக்கும் இடத்தில் உள்ளது, மேலும் அது அனோரெக்டல் சந்திப்பு வழியாக மல உள்ளடக்கங்களை வெளியில் வெளியேற்றுகிறது. அவை சரியாகச் செயல்படவில்லை என்றால் அல்லது வேறு வார்த்தைகளில் சொன்னால், ஸ்வாதிஸ்தானத்தில் தடுக்கப்பட்டால், இந்த 3 கட்டமைப்புகளில் ஏதேனும் உங்களுக்கு சிக்கல்கள் இருக்கும்.

பெரும்பாலும் நவீன மருத்துவத்தில் இந்தப் பகுதிகளில் ஏற்படும் பிரச்சனைகள் பல நடைமுறைகள் அல்லது அறுவை சிகிச்சைகள் மூலம் கையாளப்படுகின்றன. கர்ப்பப்பையை சுத்தப்படுத்த முன்னாள் டி&சி (டிலாட்டேஷன் & க்யூரெட்டேஜ்), குழந்தையை அகற்ற சி-பிரிவு அல்லது சிறுநீர்க்குழாய் பிரச்சனைகளுக்கான பல்வேறு நடைமுறைகள். சோதனைக் குழாய் (*IVF* அல்லது *in-vitro fertilization & surrogacy*) மூலம் குழந்தைகளைப் பெறுவதற்கு, ஆண்கள் தங்கள் உடல் உறுப்புகளை ஒரு பெண்ணாகவும், பெண்கள் தங்கள் உடல் உறுப்புகளை ஆண்களாகவும் மாற்றுவது போன்ற அறுவை சிகிச்சைகள் இன்று இந்த உடல் உறுப்புகளில் அதிகளவில் செய்யப்படுகின்றன.

இந்த சக்கரம் பொழுதுபோக்கு, இனப்பெருக்கம் மற்றும் கழிவுகளை அகற்றுவதில் ஈடுபட்டுள்ளது மற்றும் ஒருவருக்கொருவர் உறவுகளை பராமரிக்க உதவுகிறது.

இந்தச் சக்கரத்தை சமநிலைப்படுத்துவது என்பது ஒருவர் இன்பத்தையும் துன்பத்தையும் எவ்வாறு சமநிலைப்படுத்துவது என்று அர்த்தம். ஸ்வாதிஸ்தானா அல்லது சாக்ரல் சக்ராவில் தடுக்கப்பட்ட ஒரு நபருக்கு இனப்பெருக்க பிரச்சினைகள் உள்ளன, இது இன்று மருத்துவரை சந்திப்பது மிகவும் பொதுவான பிரச்சனையாகும். உதாரணமாக- கர்ப்பம் தரிக்க முடியாதது, மிகவும் கடினமான/ சிக்கலான கர்ப்பம் மற்றும் பிரசவ பிரச்சனைகள் சில பெண்களுக்கு இது மறுபிறப்பு போன்றது அல்லது சில பெண்களுக்கு மீண்டும் மீண்டும் பல கருக்கலைப்புகள் அல்லது இன்னும் பிரசவம் போன்றவை ஏற்படலாம். ஆண்களில் கருவுறுதல் பாதிக்கப்படும். உதாரணமாக- குறைந்த விந்தணு எண்ணிக்கை அல்லது விந்தணுக்களின் இயக்கம் பொதுவாக பாதிக்கப்படுகிறது. இப்போது கீழ் குடல் பிரச்சனைகள், குடல் வெளியேற்றுவதில் சிரமம் அல்லது மலச்சிக்கல் அல்லது IBS (எரிச்சல் கொண்ட குடல் நோய்க்குறி) போன்ற குறைந்த குடல் பிரச்சனைகள் சாக்ரல் சக்ராவை தடுப்பதால் இன்று மருத்துவரிடம் முன்வைக்கப்படும் பொதுவான பிரச்சனையாகும்.

மிகவும் பொதுவான சிறுநீர்ப்பை/கருப்பை பிரச்சனைகள் அடிக்கடி ஏற்படும் UTIகள், கருப்பையில் உள்ள நார்த்திசுக்கட்டிகள் வலிமிகுந்த மாதவிடாய் மற்றும் சில சமயங்களில் கருப்பையை அகற்றுவதற்கு வழிவகுக்கும்.

LGBTQ (ஓரினச்சேர்க்கையாளர் சமூக) சமூகத்தைச் சேர்ந்தவர்கள் பெரும்பாலும் தடுக்கப்பட்ட ஸ்வாதிஸ்தானா சக்கரத்தால் பாதிக்கப்படுகின்றனர். அவர்களுக்கு நிறைய சமூக இழிவுகள் உள்ளன, மேலும் அவர்கள் சங்கடத்தின் காரணமாக உதவியை நாட மாட்டார்கள், மேலும் அவர்கள் மனச்சோர்வடைந்துள்ளனர் அல்லது பெரும்பாலும் இருமுனை/மனச்சோர்வு, ஆளுமை கோளாறுகள், சமூக கவலை, பயம் போன்ற பிற உளவியல் கோளாறுகளுடன் இணைந்து வாழ்கின்றனர். பெரும்பாலும் நண்பர்கள் மற்றும் குடும்ப உறுப்பினர்களிடம் பேசுவதில் சிரமம் உள்ளது.

ஸ்வாதிஷ்டான சக்கரம் சமநிலையில் இருந்தால், அவர்கள் படைப்பாற்றலில் உச்சத்தை அடைய முடியும். இன்று மிகவும் ஆக்கப்பூர்வமான நபர்களில் சிலர் LGBTQ சமூகத்தைச் சேர்ந்தவர்கள், அவர்கள் தங்கள் ஸ்வாதிஸ்தானா சக்கரத்தை சமன் செய்ய முடிந்தது.

பிராட்வே கலைஞர்கள், நடனக் கலைஞர்கள், நடிகர்கள், இயக்குநர்கள், ஆடை வடிவமைப்பாளர்கள், ஒப்பனை கலைஞர்கள், பேஷன் பதிவர்கள் போன்றவர்களாக நீங்கள் அவர்களை அடிக்கடி சந்திப்பீர்கள்.

தடைசெய்யப்படாத (முழுமையாக திறந்திருக்கும்) ஸ்வாதிஸ்தானா சக்கரத்தின் நிஜ வாழ்க்கை எடுத்துக்காட்டுகள் - இந்தியாவில் சில பொதுவான எடுத்துக்காட்டுகள் கரண் ஜோஹர் மற்றும் மணீஷ் மல்ஹோத்ரா (இருவரும் ஓரினச்சேர்க்கையாளர்கள்). முந்தையவர் பாலிவுட்டில் மிகவும் திறமையான திரைப்பட தயாரிப்பாளர் மற்றும் தொலைக்காட்சி தொகுப்பாளர் மற்றும் பிந்தையவர் பாலிவுட்டின் மிகவும் புகழ்பெற்ற ஆடை வடிவமைப்பாளர்களில் ஒருவர். ஹாலிவுட்டில் எலன் டிஜெனெரஸ், எல்டன் ஜான், ரிக்கி மார்ட்டின் போன்ற சில பரபரப்பான படைப்பாளிகள் மீண்டும் மீண்டும் வரலாறு படைத்துள்ளனர். கம்ப்யூட்டர் ப்ரோகிராமிங் செய்வதையோ அல்லது ஒரு உள் மருத்துவ மருத்துவராகவோ இருக்கும் திறமையான படைப்பாற்றல் மிக்க ஆண்/பெண்களை நீங்கள் அரிதாகவே காண்பீர்கள், மேலும் அவர்கள் அத்தகைய தொழில்களில் முடிவடைந்தாலும், அவர்கள் செய்வதைச் செய்வதில் மகிழ்ச்சியடையாமல் இருக்கலாம்.

கரண் ஜோஹர் தனது வாழ்க்கையின் ஆரம்பகால பாலியல் பிரச்சனைகளை எவ்வாறு எதிர்கொண்டார் என்பதை விளக்கினார் மற்றும் "ஒரு பொருத்தமற்ற பையன்" என்ற புத்தகத்தில் அவற்றை முழுமையாக வெளிப்படுத்தியுள்ளார். இருப்பினும் இன்று அவர் பாலிவுட்டில் மிகவும் விரும்பப்பட்ட மற்றும் மிகவும் வெற்றிகரமான திரைப்பட தயாரிப்பாளர்களில் ஒருவர்.

அத்தகைய பிரபலமான நபர்களின் வாழ்க்கையில் முழுமையாக திறக்கப்பட்ட ஸ்வாதிஷ்டான சக்கரங்கள் எவ்வாறு விளையாடுகின்றன என்பதை நீங்கள் பாராட்டலாம். சக்தி வாய்ந்த ஸ்வாதிஸ்தானா சக்கரங்களுடன் எனக்குத் தெரிந்த குறைவான பிரபலமானவர்கள் பலர் உள்ளனர் மற்றும் உலகம் முழுவதும் அற்புதமான விஷயங்களை உருவாக்குகிறார்கள் மற்றும் அவர்களின் படைப்பாற்றலுக்காக நன்கு அறியப்பட்டவர்கள். நிலையான உறவுகள் மற்றும் வேலைகள் உள்ளவர்கள், LGBTQ சமூகத்தைச் சேர்ந்தவர்களை இழிவாகப் பார்ப்பதை நிறுத்த வேண்டும். நான் இங்கே சொல்ல முயற்சிக்கும் நுட்பமான விஷயம் இதுதான்-

"நம்முடைய பாலுறுப்புக்களுடன் நம்மை அடையாளம் காட்டிக்கொள்ள வேண்டாம். என் படுக்கையறைக்கு அப்பால், நான்

> "குற்ற உணர்வு இல்லை. வெட்கமில்லை. கலப்படம் இல்லை. இவர்தான் நான். இது எனக்கு கொடுக்கப்பட்ட உடல்.
>
> என்னைப் பாதுகாத்து, வளர்த்து, இன்பங்களுக்கு வழி காட்டுவது இந்த உடல்தான். நான் இந்த உடலை நேசிக்கிறேன். மற்றவர்கள் என்ன நினைத்தாலும், சொன்னாலும் பரவாயில்லை.
>
> "இது எனது ஸ்வாதிஷ்டான சக்கரம்"

என்னைச் சுற்றியுள்ள அனைவருடனும் சக மனிதனாகப் பழகுகிறேன், நான் யாரையும் ஆண் அல்லது பெண் என்று வேறுபடுத்தவில்லை, ஏனெனில் ஒரு யோகிக்கு இரு பாலினமும் செயல்பாட்டிலும் அடிப்படையில் ஒரே மாதிரியானவை அல்லது மாறாக இரு பாலினமும் அவர்கள் விரும்புவதைப் பெறுவதற்கு சமமான ஆற்றலைக் கொண்டுள்ளன."

இன்றும் உலகெங்கிலும் உள்ள பெரும்பாலான கலாச்சாரங்களில், நம் சமூகம் பல வழிகளில் ஆணாதிக்கமாக அடையாளப்படுத்தப்படுகிறது. அத்தகைய சமூகம் பெண்களால் ஒரு குழந்தையையோ அல்லது ஆணுக்கு கருவுறுதல்/பாலியல் பிரச்சனைகள் இருக்கும் போது ஆண்மையற்றவர்களாக மாற்ற முடியாத பெண்களை பயனற்றவர்கள் என்று கருதுகிறது. சுவாதிஸ்தானாவில் தடுக்கப்பட்ட அத்தகையவர்கள் உள்ளுக்குள் மறைந்திருக்கும் பெரிய திறமைகளை அவர்கள் வெளிப்படுத்தினால் (தங்களால் அல்லது ஒரு யோகியின் உதவியுடன்) அவர்கள் நிறைய சாதிக்க முடியும் என்பதை நாம் உணர வேண்டும்.

ஆரோக்கியமான யோகா மற்றும் ஆரோக்கியமான தியானம் ஒரு சிறந்த கருவியாகும், மேலும் உங்கள் உள்ளார்ந்த பலத்தை அடையாளம் கண்டு அவற்றை உங்கள் மனதுடன் இணைக்க வடிவமைக்கப்பட்டுள்ளது. எனவே எப்போதும் நீங்களே சொல்லுங்கள்: "குற்றம் இல்லை. வெட்கமில்லை. கலப்படம் இல்லை. இவர்தான் நான். இது எனக்கு கொடுக்கப்பட்ட உடல். என்னைப் பாதுகாத்து, வளர்த்து, இன்பங்களுக்கு வழி காட்டுவது இந்த உடல்தான். நான் இந்த உடலை நேசிக்கிறேன். மற்றவர்கள் என்ன நினைத்தாலும், சொன்னாலும் பரவாயில்லை. இது என்னுடைய ஸ்வாதிஷ்டான சக்ரா."

ஸ்வாதிஸ்தானா சக்கரத்தின் தடையை நீக்குவது எப்படி?

இரண்டாவது சக்கரத்தை சமநிலைப்படுத்தலாம் அல்லது தடுக்கலாம் - "அந்த இடுப்பை அசை" ஆம்! இடுப்பு அசைவுகள் அல்லது கலை சார்ந்த

ஏதேனும் அல்லது இடுப்பு சம்பந்தப்பட்ட ஏதேனும் விளையாட்டு தொடர்பான நடவடிக்கைகள். எடுத்துக்காட்டு - அனைத்து வகையான நடனம், படகுசவாரி மற்றும் டைவிங், ஹூலாஹூப்பிங், ஜிம்னாஸ்டிக்ஸ், பாலே முதலியன, நீச்சல் மற்றும் நீர் தொடர்பான செயல்பாடுகள் அதை சமநிலைப்படுத்த உதவும். ஸ்வாதிஸ்தானா சக்கரத்தின் தடையை நீக்க நான் கற்பிக்கும் பல குறிப்பிட்ட ஆசனங்கள் உள்ளன -

பட்டாம்பூச்சி போஸ் (டிட்லி ஆசனம்), சாய்ந்திருக்கும் ஹீரோ போஸ் (சுப்த விராசனம்), பிரிட்ஜ் போஸ் (சேது பந்தாசனம்), ஆதரிக்கும் பாலம் போஸ் (சர்வாங்காசனம்) மற்றும் பல. இவை அனைத்தும் பெண் உறுப்புகளின் பிறப்புறுப்பு மற்றும் சிறுநீர் பகுதியில் இரத்த ஓட்டத்தை மேம்படுத்துவதாக அறியப்படுகிறது மற்றும் வழக்கமான பயிற்சிகள் கீழே பட்டியலிடப்பட்டுள்ள பிரச்சனைகளை மேம்படுத்தலாம்.

குறிப்பாக ஆரஞ்சு நிறத்தில் உள்ள உணவுகள்- ஆரஞ்சு, பப்பாளி, கேரட் மற்றும் நீர் (இந்த சக்கரத்தின் உறுப்பு) போன்றவை சாக்ரல் சக்ராவைத் தூண்டுகின்றன அல்லது சமநிலைப்படுத்துகின்றன.

தனிப்பட்ட முறையில் என்னைப் பொறுத்தவரை இது எனது இருமுனையை (சுவாதிஸ்தானா சக்ரா அடைப்புடன் தொடர்புடையது) மாற்றியமைக்க உதவியது மற்றும் நான் தற்போது எனது அனைத்து மருந்துகளிலிருந்தும் விலகி இருக்கிறேன், நான் சமூக ஊடகங்களில் பல வீடியோக்களிலும் எனது வரவிருக்கும் புத்தகத்திலும் - எண்ணங்கள் குணப்படுத்த முடியுமானால், (அடுத்த சில ஆண்டுகளுக்குள் தற்போது வெளியிடப்படும் பைப்லைனில் உள்ள நினைவுகள்).

ஸ்வாதிஸ்தானா சக்ரா அடைப்பினால் வரும் முதல் 3 நோய்கள்:

- பாலியல் அடையாளக் கோளாறுகள், *IBS* (எரிச்சல் கொண்ட குடல் நோய்க்குறி), அடிக்கடி *UTI*, குடல் குடலிறக்கம்.
- இருமுனை, உண்ணும் கோளாறுகள் (அனோரெக்ஸியா, புலிமியா) போன்ற உறுதியற்ற கோளாறுகள்.
- சிக்கலான கர்ப்பம்/பிரசவம், மீண்டும் மீண்டும் கருக்கலைப்பு, மாதவிடாய் அசாதாரணங்கள் (ஃபைப்ராய்டுகள், தடுக்கப்பட்ட ஃபலோபியன் குழாய்கள்), கருப்பையில் வீழ்ந்திருப்பது, மகப்பேற்றுக்கு பிறகான மனச்சோர்வு போன்றவை.

மேலே உள்ள அனைத்தையும் ஆரோக்கியமான யோகா மற்றும் ஆரோக்கியமான தியானம் மூலம் தடுக்கலாம்/சரிசெய்யலாம்.

குண்டலினி பற்றிய வேடிக்கையான உண்மைகள்:

குண்டலினி முதுகுத்தண்டின் அடிப்பகுதியில் அல்லது சாக்ரல் பகுதியில் சுருண்ட நிலையில் உள்ளது. சுவாரஸ்யமாக, குண்டலினி சாக்ரல் பகுதியில் இருப்பதைப் பற்றி கிரேக்கர்கள் ஏற்கனவே சில யோசனைகளைப் பெற்றுள்ளனர், அதனால்தான் புனிதம் என்ற கிரேக்க வார்த்தைக்கு சாக்ரல் பெயரிடப்பட்டது. இன்றும் மருத்துவப் புத்தகங்கள் முதுகுத்தண்டின் முனையப் பகுதியை சாக்ரல் ஸ்பைன் என்று அழைக்கின்றன, ஏன் என்று நான் பள்ளியில் படிக்கும் போது எனக்குத் தெரியாது. மேலும், குண்டலா என்றால் சுருள் என்று பொருள், அங்குதான் குண்டலினி என்ற பெயர் வந்தது.

கீழ் 2 சக்கரங்கள் (மூலாதாரா & ஸ்வாதிஸ்தானா) பொருளுடன் தொடர்புடையவை மற்றும் நம்மை நிலைநிறுத்த உதவுகின்றன மற்றும் அதிக தாமசிக் (நிலைமை) குணங்களுடன் தொடர்புடையவை. மத்திய 2 சக்கரங்கள் (மணிப்புரா & அனாஹதா) ராஜசிக் (சுறுசுறுப்பானவை) அல்லது ஆற்றல் மிக்கவை மற்றும் உற்சாகத்துடன் தொடர்புடையவை. மேல் 3 (விசுத்தி, அஜ்னா மற்றும் சஹஸ்ராரா) சாத்விக (இணக்கமான) இயல்புடையது. உண்மையில் அது ஒரு தெளிவான வேறுபாட்டைக் கொண்டிருப்பதற்குப் பதிலாக ஒன்றுடன் ஒன்று இணைகிறது. பாதை தெளிவாக இருக்கும்போது குண்டலினி இயற்கையாகவே எழுகிறது மற்றும் தடையின்றி மாறும், எனவே சக்கரங்களை அவற்றின் ஆற்றல்களால் ஒன்றாக இணைக்கிறது. சக்கரங்கள் உயர் நிலை நனவுக்கான படிக்கற்களாக பார்க்கப்பட வேண்டும். சக்ரா அமைப்பு மனித இனத்தின் பிறப்பு முதல் இறப்பு வரை பரிணாம வளர்ச்சியின் ஒரு வடிவத்தை விவரிக்கிறது, இது பொதுவாக நம் வாழ்க்கை அனுபவங்களை அனுபவிக்கும் போது உருவாகிறது மற்றும் நம்மை இன்னும் ஆழமான நனவுக்கு இட்டுச் செல்கிறது.

அத்தியாயம் 4

மணிப்புரா சக்ரா (சூரிய சக்ரா)

(உற்சாகம் மற்றும் சலிப்பு)

"எனக்குத் தேவையான அனைத்தும் எனக்குள் உள்ளன."

நிறம் - மஞ்சள்.
உறுப்பு - நெருப்பு.
இடம் - தொப்புள் பகுதி.
செயல்பாடு - வளர்சிதை மாற்றம்.
சுரப்பி - அட்ரீனல் சுரப்பி / கணையம்.
நரம்பு பின்னல் - செலியாக் பின்னல்.
அமைப்பு - செரிமான மற்றும் வளர்சிதை மாற்ற அமைப்பு.

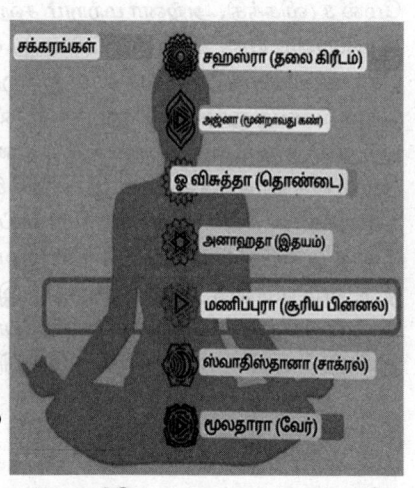

மூன்றாவது சக்ரா: மணிப்புரா சக்ரா - கீழே உள்ள 2 சக்கரங்களின் நிலைப்புத்தன்மை மற்றும் இயக்கத்திற்குப் பிறகு நாம் மிகவும் ஆற்றல்மிக்க சக்கரத்திற்கு மேல்நோக்கி நகர்கிறோம்- மணிப்புரா. இது வளர்சிதை மாற்றம் அல்லது மாற்றத்தின் தளமாகும். மணிப்புரா தீ சக்கரமாக குறிப்பிடப்படுகிறது. மூலாதாரம் என்பது பூமி, ஸ்வாதிஸ்தானா என்பது நீர் மற்றும் மணிப்பபுரா என்பது நெருப்பு அல்லது ஆற்றல்.

நெருப்பு சக்கரத்தை அனுபவிக்க, கீழ் 2 சக்கரங்களுடனும் நாம் சீரமைக்கப்பட வேண்டும் அல்லது சரியான முறையில் சமநிலைப் படுத்தப்பட வேண்டும். கீழே உள்ள வேர்/பூமி சக்கரம் மற்றும் நீர் சக்கரம் பற்றிய புரிதல் இல்லாமல் ஒருவர் எப்படி வளர்ந்து சிறப்பாக இருக்க வேண்டும் என்று ஆசைப்பட முடியும்.

மணிப்புரா என்பது உற்சாகத்தின் ஆரம்பம் மற்றும் ராஜிக சக்திகளை அனுபவிக்கும் ஆரம்பம். பண்டைய இந்திய கலாச்சாரத்தில் ராஜா (அரசன்) உடன் ஒப்பிடுகையில் ராஜசிக் சிறப்பாக விளக்கப்பட்டுள்ளது. ராஜா நிரம்பி வழியும் ஆற்றல், அபரிமிதமான சக்தி மற்றும் வரம்பற்ற வளங்களைக் கொண்டவர் மற்றும் வெற்றிக்காக பெரிதும் தயாராக இருக்கிறார். உண்மையில் மணிப்புரா என்பது தீப்பொறி அல்லது நெருப்பு, இது எளிமையான சொற்களில் ஒரு ராஜாவைப் போல வாழ உதவுகிறது. இங்குதான் ஒரு நபர் தன்னம்பிக்கையை வளர்த்துக் கொள்கிறார் மற்றும் கீழ் 2 சக்கரங்களைத் திறக்காமல் அதிகப்படியான மணிப்புராவை வளர்த்துக் கொள்கிறார், குறிப்பாக உணர்ச்சிகள் தொடர்பான ஈகோ பிரச்சனைகளுக்கு வழிவகுக்கும். இந்த சக்கரம் மகத்தான சக்தியுடன் வருகிறது மற்றும் முக்கியமாக 30-40 வயதிற்குள் திறக்கத் தொடங்குகிறது. எப்படி சக்தியைப் பெறுவது போல, மின்சாரம் கம்பிகள் வழியாகச் செல்ல வேண்டும், நமக்கு ஆற்றலைப் பெறுவதற்கு, நமது உணர்வு சக்கரங்கள் வழியாக மேலேறி மணிப்புராவை அடைய வேண்டும்.

சந்தேகத்திற்கு இடமின்றி இது மன உறுதிக்கான மையம். நான் வில்-பவர் என்று சொல்லும்போது அது உண்மையான விருப்பம். யாராவது உங்களைச் செய்யச் சொன்னதால் நீங்கள் ஏதாவது செய்யும்போது, நீங்கள் இன்னும் உங்கள் விருப்பத்தைச் செயல்படுத்திக் கொண்டிருக்கிறீர்கள், ஆனால் அது உண்மையில் நீங்கள் விரும்புகிறதா? உதாரணமாக- உங்கள் பெற்றோர் உங்களைக் கேட்பதாலோ அல்லது பிற அழுத்தங்களினாலோ நீங்கள் திருமணம் செய்துகொண்டால், அது தவறல்ல, ஆனால் நீங்கள் வேறு ஒருவரைப் பிரியப்படுத்த அல்லது பொறுப்பைத் தவிர்ப்பதற்காக உங்கள் உரிமைகளைப் பயன்படுத்துவதைத் தேர்ந்தெடுக்கிறீர்கள் என்பதை புரிந்து கொள்ளுங்கள். ஆனால் நீங்கள் விரும்பும் ஒருவரை நீங்கள் திருமணம் செய்ய விரும்பினால், உங்கள் உண்மையான விருப்பத்தை நீங்கள் செயல்படுத்துகிறீர்கள். அப்போது வரும் பொறுப்புகளை நீங்கள் ஏற்கத் தயாராக உள்ளீர்கள்.

நீங்கள் ஒருவரை எப்படி திருமணம் செய்து கொள்கிறீர்கள் என்பது முக்கியமல்ல. ஒருவர் எந்த நோக்கத்துடன் திருமணம்

செய்து கொள்கிறார் என்பதுதான் முக்கியம். உங்கள் பெற்றோரை மகிழ்விப்பதற்காகவோ அல்லது பொறுப்பைத் தவிர்ப்பதற்காகவோ அல்லது சமூக/பொருளாதார ஆதாயங்களுக்காகவோ திருமணம் செய்து கொள்ளாதீர்கள். மேற்கூறிய காரணத்திற்காக தங்கள் துணையுடன் திருமணம் செய்து கொள்ளும் பல இளைஞர்கள் மற்றும் பெண்களை நான் அறிவேன், மேலும் ஏதேனும் சிறு பிரச்சனை ஏற்படும் போது, அவர்கள் புகார் செய்யத் தொடங்குகிறார்கள்- "நீங்கள் இந்த துணையை கண்டுபிடித்தீர்கள், எனவே இதை சரிசெய்ய எனக்கு உதவுவது உங்கள் வேலை".

மணிப்புரா தடுக்கப்படும்போது அதுவே வாழ்க்கையின் மற்ற அம்சங்களிலும் இருக்கும். சிலர் மற்றவர்கள் அவர்களைப் பற்றி தவறாகப் பேசுவார்கள் என்று வேலையைத் தேர்ந்தெடுப்பார்கள். சிலர் தங்கள் பெற்றோர் அல்லது அத்தைகளைப் புகார் செய்வதைத் தடுக்கலாம் அல்லது அவர்களின் உயிரியல் கடிகாரம் இயங்குகிறது.

குழந்தையைப் பெறத் தேர்வு செய்வார்கள். எனது யோகா/ தியான வகுப்பில் கூட பல மாணவர்கள் இதே மனப்பான்மையைக் கொண்டுள்ளனர். உதாரணமாக- 50% பேர் மட்டுமே தொடர்ந்து யோகா பயிற்சி செய்து, தவறாமல் கலந்து கொள்வார்கள். மீதமுள்ள 50% நடைமுறையில் ஒட்டிக்கொள்ள முடியவில்லை மற்றும் அவர்கள் எப்போதும் சாக்குகளைக் கண்டுபிடிப்பார்கள். சாக்குப்போக்குகளைக் கண்டறிபவர்கள் வகுப்பில் சேர்ந்தவர்கள் அவர்களின் பங்குதாரர்/ மருத்துவர்/நலம் விரும்புபவர்கள் வற்புறுத்தினார்களே தவிர, அவர்கள் உண்மையில் தங்கள் வாழ்க்கையை மாற்றவோ அல்லது தங்கள் நல்வாழ்வை மேம்படுத்தவோ விரும்பியதால் அல்ல. அத்தகைய மாணவர்களால் நான் வருத்தப்படவில்லை, ஆனால் அவர்கள் தங்கள் உண்மையான விருப்பத்தைப் பயன்படுத்துவதில்லை, இறுதியில் மகிழ்ச்சியைக் காண முடியவில்லை என்பது பரிதாபம்.

இத்தகைய மக்கள் பொதுவாக தடுக்கப்பட்ட சக்கரத்தின் நோய்களுடன் முடிவடைகிறார்கள். 'எனக்கு வேண்டும்' என்பதற்கும் 'என்னிடம் இருக்க வேண்டும்' என்பதற்கும் வித்தியாசம் உள்ளது. 'எனக்கு வேண்டும்' என்பது உண்மையான விருப்பம் மற்றும் 'என்னிடம் இருக்க வேண்டும்' என்பது உங்கள் விருப்பத்தை மற்றவர்களுக்காகப் பயன்படுத்துவதாகும்.

"என் நலனுக்காகவும் எனது ஆரோக்கியத்திற்காகவும் நான் உடற்பயிற்சி/தியானம் செய்ய விரும்புகிறேன்." நீங்கள் எந்த யோகா அல்லது தியான வகுப்பையும் தொடங்கும் முன் இந்த அறிக்கை உங்கள்

மனதில் ஒலிக்கட்டும். நான் உடற்பயிற்சி செய்ய வேண்டும், என் மருத்துவர் என்னிடம் கேட்டதாலோ அல்லது என் கணவர் நான் உடல் எடையை குறைக்க வேண்டும் என்பதாலோ அல்லது 2 மாதங்களில் இந்த திருமணத்தில் கலந்து கொள்ள என்பதற்காகவும், அழகாக இருக்க வேண்டும் என்பதற்காகவும் இவை அனைத்தும் வெறும் சாக்குகள் மற்றும் உண்மையான விருப்பத்திலிருந்து வரவில்லை. மேலே உள்ள அனைத்து அளவுருக்களும் குறுகிய காலத்திற்கு மட்டுமே வேலை செய்யும், ஆனால் நீண்டகால ஆரோக்கியம் அதை விட பெரியது. நீண்ட கால ஆரோக்கியம் என்பது ஒரு குறிப்பிட்ட ஆடை அளவு அல்லது குறிப்பிட்ட எடையை (பவுண்டுகள் அல்லது கிலோகிராம்கள்) அடையும் இலக்குடன் நிர்ணயிக்கப்படவில்லை, ஆனால் செயல்முறையை அனுபவிக்கும் யோசனையுடன் வருகிறது. மாரத்தான் ஓட்டம் அல்லது போட்டியில் வெற்றி பெறுவது போன்ற இறுதி இலக்கு எதுவும் இல்லை. என்னைப் போன்ற ஒரு யோகினிக்கு, நான் எங்கிருந்தாலும் (பயணம் செய்தாலும் அல்லது சாதாரண அன்றாட நடவடிக்கைகளில் பிஸியாக இருந்தாலும்) எனது பயிற்சியை நான் தினமும் எதிர்நோக்குகிறேன். அதுதான் என்னுள் உள்ள தீப்பொறியை உயிர்ப்புடன் வைத்திருப்பது மற்றும் உங்களுக்காக இந்தப் புத்தகத்தை எழுதுவது உட்பட ஒவ்வொரு நாளும் என்னிடமிருந்து சிறந்ததை வெளிக்கொண்டு வருகிறது என்பதை அறிந்து கொள்ளுங்கள்.

உங்கள் நோக்கத்தை எவ்வாறு கண்டுபிடிப்பது?

வாழ்க்கையில் நெருப்பு அல்லது தீப்பொறி இல்லாத பெரும்பாலான மக்கள், காலையில் எழுந்து "அடடா! நான் இப்போது வேலைக்குச் செல்ல வேண்டும். " நம்மில் எத்தனை பேர் எழுந்தவுடன் சொல்வோம் - "ஓ அருமை! நான் இப்போது வேலைக்குச் செல்ல விரும்புகிறேன். " சம்பளம் மற்றும் பலன்கள் இரண்டாம்பட்சம். நீங்கள் ஒரு அற்புதமான உணர்வோடு எழுந்து, "நான் வேலைக்குச் செல்ல விரும்புகிறேன்" என்று உங்களுக்குள் சொல்ல முடிந்தால், உங்கள் வேலை ஒரு சுமையாக இல்லாமல் மகிழ்ச்சியாக மாறும். அப்படிச் சொல்ல முடியாவிட்டால், தவறான பாதையைத் தேர்ந்தெடுத்துவிட்டீர்கள். உங்கள் நோக்கத்தைத் தேர்ந்தெடுத்து அதற்காக உழைக்கவும் அல்லது உங்கள் வேலையை உங்கள் நோக்கமாக ஆக்கிக் கொள்ளவும், அப்போது மனநிறைவு தானாகப் பாயும். நீங்கள் ஒரு நிறுவனத்தின் தலைமை நிர்வாக அதிகாரியாக இருக்கலாம் அல்லது ஒரு இல்லத்தரசியாக கூட இருக்கலாம். நீங்கள் எந்த வேலையைச் செய்தாலும் பரவாயில்லை, ஆனால் அதை உண்மையான விருப்பத்துடன் செய்யுங்கள், மகிழ்ச்சிக்கான ஆசை இயல்பாகவே வரும்.

எனவே, உண்மையான விருப்பத்தைக் கண்டறிவது உங்கள் நோக்கத்துடன் மிகவும் வலுவாக இணைக்கப்பட்டுள்ளது. வயதாகும்போது, மற்றவர்களுக்கு என்ன பாரம்பரியத்தை விட்டுச் செல்ல முடியும் அல்லது அவர்கள் எவ்வாறு நினைவில் வைக்கப்பட வேண்டும் என்பதைப் பற்றி மக்கள் கவலைப்படத் தொடங்குகிறார்கள். எனது நோக்கத்தை நான் 7 ஆண்டுகளுக்கு முன்பு கண்டுபிடித்தேன் என்பது எனக்குத் தெரியும். அதற்கு முன்பு நான் 9-5 வேலையில் இருந்தேன், அது எனக்கு நன்றாக சம்பளம் கொடுத்தது, ஆனால் வருடங்கள் செல்ல செல்ல நான் ஒரு சோம்பல் மனப்பான்மையுடன் விழித்தேன், அடிக்கடி எனக்குள் சொல்லிக்கொண்டேன்- நான் வேலைக்குச் செல்ல வேண்டும் என்று சொல்வதற்கு பதிலாக "ஐயோ!! நான் வேலைக்குச் செல்ல வேண்டும்". அப்போதுதான் நான் ஆரோக்கியமான யோகா மற்றும் தியானத்தை ஏற்றுக்கொண்டேன், இது எனது உண்மையான அழைப்பு அல்லது நோக்கத்தைக் கண்டறிய உதவியது.

நான் முதன்முதலில் பாரம்பரிய மருத்துவப் பயிற்சியை விட்டுவிட்டு மிகவும் ஆரோக்கியமான வழியைப் பின்பற்ற முடிவு செய்தபோது, அந்த யோசனைகளை எனது நெருங்கிய நண்பர்கள் மற்றும் குடும்ப உறுப்பினர்களுடன் பகிர்ந்து கொள்ள ஆரம்பித்தேன். ஏறக்குறைய எல்லாருமே நான் பைத்தியமாகப் போகிறேன் என்று நினைத்தார்கள், மேலும் சில நெருங்கிய நண்பர்கள் என்னிடம் வெளிப்படையாகக் கேட்டார்கள், "உனக்கு பைத்தியமா? நீங்கள் இப்போது சம்பாதிப்பதில் 10% கூட சம்பாதிக்க முடியாத ஒரு ஆரோக்கிய பயிற்சியாளராக நீங்கள் மருத்துவராக இருப்பதை விட்டுவிடுகிறீர்கள். இப்படிப்பட்ட கேலிக்குரிய செயலை யார் செய்வார்கள்?"

ஆனால் எனது நீண்ட கால இலக்குகள் என் மனதில் தெளிவாக இருந்தன. ஆம், நான் பயந்தேன், ஆனால் அதே நேரத்தில் புதிதாக ஒன்றைத் தொடங்க ஆர்வமாக இருந்தேன். எனது திறன்களில் நான் நம்பிக்கையுடன் இருந்தேன், மேலும் மருத்துவராகவும் தற்போது யோகியாகவும் எனது பல வருட அனுபவத்தில் தனித்துவமான ஒன்றை உருவாக்க முடியும் என்பதை நான் அறிவேன். இப்படித்தான் சாஹிலா பூஜ்ஜிய பின்தொடர்பவர்களில் இருந்து இன்று 100 k க்கும் அதிகமான பின்தொடர்பவர்களாக வளர்ந்தார், அவர்கள் ஆன்லைனில் எனது வீடியோக்களைப் பார்க்கிறார்கள் அல்லது எனது பாட்காஸ்ட்களைக் கேட்கிறார்கள் அல்லது என்னுடன் யோகா/தியானம் செய்கிறார்கள். அவர்களின் செய்திகளைப் படிக்கும்போது எனது சம்பளம் வருகிறது.

ஆரம்பத்தில் என்னைக் கேலி செய்த அல்லது ஆதரிக்காத என் நண்பர்களைப் பற்றி நான் கவலைப்படவில்லை அல்லது வருத்தப்படவில்லை. ஏனென்றால் அவர்களின் மனம் அப்படித்தான் சிந்திக்கப் பயிற்றுவிக்கப்பட்டது. இன்றைய உலகில், வேலை என்பது சம்பளத்திற்கு சமம். ஆனால் நான் எனது உண்மையான விருப்பத்தைப் பயன்படுத்த விரும்பினேன், மேலும் நான் சிறந்த மற்றும் நான் ஆர்வமுள்ள ஒன்றை முயற்சிக்க எனக்கு வாய்ப்பளித்தேன். உங்கள் தனிப்பட்ட உடற்பயிற்சி, அலுவலக வேலை அல்லது உங்கள் குழந்தைகள் வேலை அல்லது உங்கள் திருமணமாக இருந்தாலும் உங்கள் அன்றாட நடைமுறைகள் அனைத்திற்கும் ஒரே தர்க்கத்தை நீங்கள் பயன்படுத்தினால், நீங்கள் உண்மையான விருப்பத்தை செலுத்துகிறீர்கள்.

ஆரோக்கியமான யோகா/தியானத்தின் முழுப் பயிற்சிகளும் உங்கள் மனதைப் பயிற்றுவிப்பதற்காக வடிவமைக்கப்பட்டுள்ளன, இதனால் உங்கள் முன்னுதாரணமானது 'என்னிடம் இருக்க வேண்டும்' என்பதில் இருந்து 'எனக்கு வேண்டும்' என்று தானாகவே மாறும்.

நோக்கத்தைக் கண்டறிவதற்கான முதல் படி- உங்களிடம் உண்மையான சுதந்திரம் உள்ளது என்பதை அறிய...

நினைவில் கொள்ளுங்கள் -

படிப்பது அல்லது படிக்காமல் இருப்பது உங்கள் விருப்பம்.

நீங்கள் திருமணம் செய்துகொள்வது அல்லது திருமணம் செய்து கொள்ளாதது உங்கள் விருப்பம்.

வேலை செய்ய வேண்டுமா அல்லது வேலை செய்யாமல் இருப்பது உங்கள் விருப்பம் .

ஒரு குழந்தையைப் பெறுவது அல்லது குழந்தை பெறாதது உங்களுக்கு விருப்பம் உள்ளது.

இந்த உறவில் நீடிக்கலாமா வேண்டாமா என்ற விருப்பம் உங்களுக்கு உள்ளது.

தீவிர வறுமையில் வாழும் சிலருக்கு தேர்வுகளைக் கண்டுபிடிப்பது அவ்வளவு எளிதானது அல்ல, அதை நான் புரிந்துகொள்கிறேன். ஆனால் இந்நூலைப் படிக்கும் நாம் அனைவரும் மிகவும் வறுமையில் வாடமாட்டார்கள் என்பதை ஓரளவு உறுதியாகச் சொல்ல முடியும். எனவே நாம் அனைவருக்கும் உண்மையான சுதந்திரம் உள்ளது மற்றும் அதை இப்போது அங்கீகரிக்க வேண்டிய நேரம் உள்ளது.

உங்களிடம் உண்மையான சுதந்திரம் இருப்பதை நீங்கள் உணர்ந்தவுடன், மீதமுள்ள ஓட்டம் இயற்கையாகவே நடக்கும். நீங்கள் பரிசோதனையைத் தொடங்குவீர்கள், நீங்கள் சில முறை தோல்வியடைவீர்கள், ஆனால் நீங்கள் நம்பிக்கையை வளர்க்கத் தொடங்குவீர்கள். உங்கள் நோக்கத்தைக் கண்டறிய இதுவே வழி. நீங்கள் முற்றிலும் எளிதாக அல்லது முற்றிலும் வசதியாக உணரக்கூடிய ஒரு குறிப்பிட்ட வகையான செயல்பாட்டை நீங்கள் பார்க்கும்போது, அதை உங்கள் நோக்கமாக மாற்றவும்.

உதாரணமாக- எனக்கு அழகாகவும் கச்சிதமாய் இருப்பது மிக எளிதாக வந்தது. 3 முறை கர்ப்பம் தரித்திருந்தாலும், எடை அதிகரிப்பு அல்லது பிரசவத்தின் எந்த வித சிக்கல்களும் எனக்கு ஏற்படவில்லை. உள் மருத்துவத்தின் மருத்துவராகவும் இருந்ததால், எந்த பயமும் அல்லது அச்சமும் இல்லாமல் இயற்கையாகவே அந்த ஞானத்தை என் கர்ப்ப நிலையில் உள்ளிழுத்தேன். எனவே, இதுவே எனது செயல்பாடு என்று முடிவு செய்தேன்.

நான் இயற்கையானவன் மற்றும் நான் கச்சிதமாய் இருக்கிறேன். மனச்சோர்வு மற்றும் ஹைப்போ தைராய்டிசம் போன்ற உடல்நலப் போராட்டங்களில் எனக்குப் பங்கு உண்டு. அவர்களிடமிருந்து நான் வெற்றிகரமாக மீண்டுவிட்டேன். கஷ்டப்படும் அனைவருக்கும் கற்றுக்கொடுக்க விரும்புகிறேன். நான் அதைச் செய்வதில் மகிழ்ச்சி அடைகிறேன், நான் பணம் சம்பாதித்தாலும் இல்லாவிட்டாலும் அதைச் செய்வேன். ஏனென்றால் சாஹிலாவாக இருப்பதுதான் இன்றைய எனது நோக்கம்.

மணிப்புரா நமது வளர்ச்சிக்கு முக்கியமான சக்கரம், ஏனெனில் அது சமநிலையில் இருந்தால் நம்மை வளர அனுமதிக்கும் அல்லது தடுக்கப்பட்டால் நசுக்க முடியும். சுயமரியாதை மற்றும் ஈகோ ஆகியவற்றுக்கு இடையேயான வேறுபாடுகளைக் கற்றுக்கொள்வதற்கான மிக சக்திவாய்ந்த வழி இங்கே. உங்கள் தனிப்பட்ட விருப்பம் அதிக விருப்பத்துடன் ஒத்துப்போகவில்லை என்றால், அது ஈகோதான் மேலானது. தனிப்பட்ட விருப்பம் அதிக விருப்பத்துடன் ஒத்துப்போகும் போது அது சுயமரியாதைக்கு மேல் உள்ளது.

எடுத்துக்காட்டாக- நான் ஒரு நோயாளிக்கு மாத்திரை கொடுத்து சிகிச்சை அளித்தால், அந்த மருந்து நிறுவனம் எனக்கு நேர்காணல்கள்/ பேச்சு நிகழ்ச்சிகள் போன்ற கூடுதல் சலுகைகளை வழங்குவதால், இது அதிக விருப்பத்திற்கு உதவாது. ஆனால் அந்த மருந்தின் அனுபவத்தின்

அடிப்படையில் ஒரு மாத்திரையை நான் முடிவு செய்தால், அதை சந்தையில் உள்ள மற்ற மருந்துகளுடன் மதிப்பாய்வு செய்த பிறகு, எனது தனிப்பட்ட விருப்பம், நோய்வாய்ப்பட்ட மக்களுக்கு சிறந்த முறையில் சேவை செய்ய வேண்டும் என்ற பெரிய விருப்பத்துடன் ஒத்துப்போகிறது.

இப்போது இரண்டு சந்தர்ப்பங்களிலும் நான் நோயாளிக்கு சிகிச்சை அளிக்கிறேன் ஆனால் நான் சிகிச்சை அளிக்கும் நோக்கம் மாறுபடுகிறது. நான் பெரிய விருப்பத்தை புறக்கணித்து, என் ஈகோவை திருப்திப்படுத்த விருப்பத்தை தொடர்ந்து பின்பற்றினால், என் வழியில் தேவையற்ற தடைகள் எழும். யாரோ ஒருவர் என்மீது வழக்குத் தொடர முடிவெடுப்பது போல, அல்லது யாரோ ஒருவர் எனது பயிற்சியைக் குறைக்க விரும்புவார் அல்லது நானே உடல்நலச் சவால்களை எதிர்கொள்வேன். ஆனால் பெரியவற்றுடன் இணைந்தவை ஓட்டத்தின் ஒத்திசைவைக் கொண்டிருக்கும், மேலும் அது சிரமங்களைத் தாங்குவதை எளிதாக்குகிறது அல்லது கடக்க எளிதாக்குகிறது, மேலும் பயணத்தை மதிப்புக்குரியதாக்குகிறது.

அதனால்தான் பெரிய பிரபலங்கள் போதைப்பொருள் ஊழல்கள் அல்லது ஆபாச மோசடிகள் அல்லது வலிமிகுந்த பிரேக்-அப்களில் சிக்கினால், அவர்கள் அனைத்தையும் கையாள்வது மிகவும் கடினம். செய்தி சேனல்கள், விளம்பரம் மற்றும் சமூக ஊடகங்களில் உள்ள மக்களின் வெறுப்பு, அனைத்தும் அவர்களுக்கு மிகவும் கடினமாகிவிடுகின்றன, மேலும் பெரும்பாலானோர் மனச்சோர்வு, தற்கொலைகள், போதைப் பழக்கம் போன்றவற்றுக்கு ஆளாகிறார்கள்.

நம் சுயமரியாதை அதிகமாக இருக்கும்போது, மற்றவர்கள் மீது ஆதிக்கம் செலுத்த வேண்டிய அவசியத்தை நாம் உணர மாட்டோம். நாங்கள் நம்பிக்கையுடனும், உறுதியுடனும், செயலூக்கமாகவும், ஒழுக்கமாகவும், வாழ்க்கையைப் பற்றி உற்சாகமாகவும் உணர்கிறோம். என்னைச் சுற்றி வெற்றிகரமான நூற்றுக்கணக்கான மருத்துவர்கள் இருக்க முடியும், அவர்களில் யாரையும் எனது போட்டியாளர்களாக நான் பார்த்ததில்லை அல்லது அவர்களுக்கு பயப்படவோ அல்லது பொறாமைப்படவோ கூட இல்லை. நம் சுயமரியாதை தானாகவே குறைந்துவிட்டால், நாம் பயப்படுகிறோம், சுய சந்தேகம் ஏற்படுகிறது, நாம் நமது வேகத்தை இழந்து செயலற்ற நிலையில் மூழ்கிவிடுகிறோம்.

சுருக்கமாகச் சொன்னால், சுயமரியாதை நமது இதயச் சக்கரங்களை (சக்கரம் 4) திறக்கவும், வெற்றிகரமான உறவுகளைப் பேணவும் ஒரு நல்ல அடித்தளமாக அமைகிறது. கீழே உள்ள 3 சக்கரங்கள் தங்கள்

வேலையைச் செய்திருந்தால், ஒருவர் பாதுகாப்பற்றதாக உணரவோ அல்லது அவர்களின் ஈகோவை அதிகரிக்க கடினமாக முயற்சி செய்யவோ தேவையில்லை. இதயம் மற்றும் வெளிப்பாட்டின் உயர் சக்கரங்களுக்குள் நாம் எளிதாகச் செல்ல முடியும். தீப்பொறியை அனுபவிக்க நாம் முழு மனதுடன் நம்மை நேசிக்க வேண்டும், நம் உடல், நம் உள்ளுணர்வு, நம் அடையாளம் மற்றும் நம் பிறப்பு. நம் சக்தியை நாம் புரிந்து கொள்ளாவிட்டால், நம் அடையாளம், நிறம், தோற்றம், தலைமுடி, குணாதிசயம், பெயர்கள், விருப்பு வெறுப்புகள் என எதுவாக இருந்தாலும் அதை நாம் மதிக்கவில்லை என்றால், நாம் மேலும் வளர முடியாது.

மணிப்பூரா சக்கரத்தின் சமநிலையைக் கண்டுபிடிக்க முடியாதவர்கள், சிறிய பின்னடைவுகளின் போது உணர்ச்சிவசப்படுவார்கள். உதாரணமாக- ஒரு நாள் முழுவதும் தாய் அடைகாத்திருப்பது ஏனெனில் தன் மகள் அவளைச் சந்திக்கும் திட்டத்தை ரத்து செய்தாள், அல்லது ஒரு தாய் தன் உணவை மறுப்பது/நண்பர்களிடம் பேச மறுப்பது, தன் குழந்தை நோய்வாய்ப்பட்டதால் மற்றும் பல. அவர்கள் வியத்தகு மற்றும் அவர்களின் உணர்ச்சிகள் மற்றும் ஈகோக்களை மிக அதிகமாக வைக்க முனைகிறார்கள்.

மணிப்புராவில் தடுக்கப்பட்டவர்கள் உணவில் அதிகமாக ஈடுபடுகிறார்கள், அதனால்தான் இந்த நாட்களில் உடல் பருமன் மிகவும் பொதுவானது. பசியைக் கட்டுப்படுத்த முடியாத ஒரு ஆண்/பெண் தன் மனதைக் கட்டுப்படுத்த முடியாது. அத்தகைய நபர் சமைப்பது, மதிய உணவு/இரவு உணவிற்கு நண்பர்களுடன் வெளியூர் செல்வது, வீட்டில் நண்பர்கள்/குடும்பத்தை விருந்தளிப்பது போன்ற செயல்களில் அதிகமாக ஈடுபடுவார். வேறுவிதமாகக் கூறினால், சுய முன்னேற்றமே அவர்களின் கடைசி முன்னுரிமை. ஓட்டம் அல்லது நீச்சல் அல்லது தியானத்திற்காக நண்பர்களைச் சந்திப்பதை விட, இந்த நாட்களில் நண்பர்கள் பாரில் சந்திக்கத் திட்டமிடும் நவீன சமூகக் குடிப்பழக்கமும் இது போன்ற ஒரு செயலாகும். அவர்களின் சுவைகள் திருப்திப்படுத்துவது அவர்களின் முதன்மையான முன்னுரிமையாகிறது.

கீழே உள்ள மணிப்பூரா சக்கரத்துடன் தொடர்புடைய நோய்களை நீங்கள் உன்னிப்பாகக் கவனித்தால், அனைத்தும் அதிகப்படியான உணவுடன் தொடர்புடையது என்பதை நீங்கள் கவனிப்பீர்கள். அதிகப்படியான சர்க்கரை (நீரிழிவு), அதிகப்படியான அல்லது மன அழுத்தம்/உப்பு (உயர் இரத்த அழுத்தம்), அதிக எடை (உடல் பருமன்), அதிகப்படியான கொழுப்பு (கொலஸ்ட்ரால்) மற்றும் பல.

மணிப்புராவில் உள்ள சுரப்பிகள் அட்ரீனல் சுரப்பி ஆகும், இது உடலில் உள்ள ரெனின்-ஆஞ்சியோடென்சின்-ஆல்டோஸ்டிரோன் (R-A-A axis) க்கு பொறுப்பாகும், மேலும் இந்த சுழற்சி நம் உடலில் BP ஐ பராமரிக்க முக்கியமானது. இதேபோல், கணையம் இந்த சக்கரத்துடன் தொடர்புடைய மற்றொரு சுரப்பி மற்றும் நம் உடலில் நீரிழிவு மற்றும் கொழுப்பைக் கட்டுப்படுத்துவதில் முக்கிய பங்கு வகிக்கிறது. கல்லீரலுடன் மேலே உள்ள இரண்டு சுரப்பிகளும் உடலின் கடற்படைப் பகுதிக்கு அருகில் உள்ளன (படம் 2, பக்கம் 13).

அத்தகைய நபர்களுக்கு சமூக ஊடகங்களில் அதிகப்படியான நண்பர்கள் இருக்கலாம், ஆனால் அவர்கள் தங்கள் பிரச்சினைகளை வெளிப்படையாகப் பகிர்ந்துகொள்பவர்கள் மிகக் குறைவு. உண்மையில், நவீன கால நோய்களில் கிட்டத்தட்ட 50% மணிப்புராசக்ரா அடைப்புடன் தொடர்புடையது. மெக்டொனால்ட்ஸ் போன்ற பெரிய உரிமையாளர்களால் மக்கள் மீது திணிக்கப்பட்ட சந்தைப்படுத்தல் வித்தையான "பெரியது சிறந்தது" என்ற அணுகுமுறையை மக்கள் அகற்ற வேண்டும். இந்த மேற்கத்திய மனப்பான்மை மெதுவாக உலகின் பிற பகுதிகளிடமும் பரவியுள்ளது, அதனால்தான் உடல் பருமன் இன்று உலகளாவிய தொற்றுநோயாக உள்ளது மற்றும் வரும் நூற்றாண்டில் எடை இழப்பு அடுத்த பெரிய வணிகமாகும்.

மூன்றாவது சக்கரத்தை எவ்வாறு சமநிலைப்படுத்துவது?

நம் உடலில் ஆற்றலை உற்பத்தி செய்வதற்கு நெருப்பு முக்கியமாக இருப்பதால், வெயிலில் ஊறவைப்பது அல்லது தினமும் பகலில் வெளியில் இருப்பது, ஒரு நாளைக்கு குறைந்தது 15 நிமிடங்களாவது அவசியம். மக்கள் தங்கள் நெருங்கிய உறவுகளில் கவனமாக இருக்க வேண்டும் மற்றும் அவர்களைச் சுற்றியுள்ளவர்களுடன் சண்டைகள் அல்லது வாக்குவாதங்களில் ஈடுபடுவதைத் தவிர்க்க வேண்டும். உங்கள் ஈகோவை விட்டுவிட்டு, மக்களை மன்னிப்பதற்கான வழிகளைக் கண்டறியவும். குறிப்பாக நெருங்கிய குடும்ப உறுப்பினர்களான பெற்றோர், மனைவி, உடன்பிறந்தவர்கள், நண்பர்கள், குழந்தைகள், அண்டை வீட்டார், முதலாளி போன்றவர்களிடம் வெறுப்பு, கோபம் அல்லது வெறுப்பை வைத்துக் கொள்ளாதீர்கள். உங்களைச் சுற்றியுள்ளவர்களிடம் ஆதிக்கம் செலுத்துவதை நிறுத்திவிட்டு, விட்டுக்கொடுக்க கற்றுக்கொள்ளுங்கள். எதிர்மறையான நபர்கள் மற்றும் விமர்சகர்களுடன் பழகுவதை நிறுத்துங்கள், ஏனென்றால் உங்கள் வாழ்க்கையில் யார் இருக்க வேண்டும், யார் வெளியேற

வேண்டும் என்பதை நீங்கள் தீர்மானிக்க வேண்டும் என்பதை நினைவில் கொள்ளுங்கள்.

மணிப்புராவில் தடைசெய்யப்பட்டவர்கள் அடிக்கடி மோசமான உறவுகளைப் பற்றி புகார் கூறுவார்கள், ஏனென்றால் அவர்கள் தங்கள் பெற்றோரிடமோ அல்லது நெருங்கிய நண்பர்களிடமோ அல்லது உடன்பிறந்தவர்களிடமோ அல்லது மிக முக்கியமான நபரிடமோ பல வருடங்களாகப் பேசாமல் இருந்ததைப் பற்றிய கதைகளுடன் தொடங்குவதால், நான் அவர்களை எளிதில் அடையாளம் காண முடியும். அது அவர்களை ஒவ்வொரு நாளும் தொந்தரவு செய்கிறது. எனது வகுப்புகள் மூலம் இந்தச் சக்கரத்தின் தேர்ச்சியை நீங்கள் அடையும்போது, மற்றவர்களின் உணர்வுகளையும் நீங்கள் நேரடியாகக் கற்றுக்கொள்ளலாம் மேலும் எளிதாக ஏற்றுக்கொள்ள/மன்னிக்க கற்றுக்கொள்ளலாம்.

வளர்சிதை மாற்றம் தொப்புள் பகுதியைச் சுற்றி நடப்பதால், மணிப்பபுரா சக்கரத்தைத் திறப்பதுடன் தொடர்புடைய ஏராளமான உணவுகள் பொதுவாக மஞ்சள் நிறத்திலும், வெப்பமண்டலத் தன்மையிலும் உள்ளன. உதாரணமாக - மஞ்சள், வாழைப்பழம், அன்னாசி, மாம்பழம், முழு தானியங்கள், பருப்பு வகைகள் மற்றும் சிக்கலான கார்போஹைட்ரேட்டுகள். மேலே உள்ள அனைத்து உணவுகளும் வளர சூரிய ஒளி தேவை, நீண்ட நேரம் குடலில் தங்கி, செரிமானத்திற்கு உதவுகிறது. குடல் ஆரோக்கியத்தை மேம்படுத்துகிறது மற்றும் நார்ச்சத்து அதிகரிக்கிறது. சுருக்கமாக, மணிப்பூரா சக்கரம் வயிற்று மூளைக்கு சமம், இதை நீங்கள் நன்றாக சமன் செய்ய முடிந்தால், உங்கள் குடல் ஆரோக்கியத்தில் போதுமான கட்டுப்பாட்டைப் பெற்றிருப்பீர்கள்.

மணிப்புரா சக்ரா அடைப்பினால் வரும் முதல் 3 நோய்கள்:

- உயர் இரத்த அழுத்தம்.
- உடல் பருமன்/கொலஸ்ட்ரால் கோளாறுகள்.
- நீரிழிவு நோய் (வகை 2).

மேலே உள்ள அனைத்தையும் ஆரோக்கியமான யோகா மற்றும் ஆரோக்கியமான தியானம் மூலம் தடுக்கலாம்/சரிசெய்யலாம்.

அத்தியாயம் 5

அனாஹத சக்ரா (காதல் சக்ரா)

(சுய அன்பு மற்றும் சுய பரிதாபம்)

"போர் வேறு எங்கும் இல்லை, உங்கள் இதயத்தில் உள்ளது."

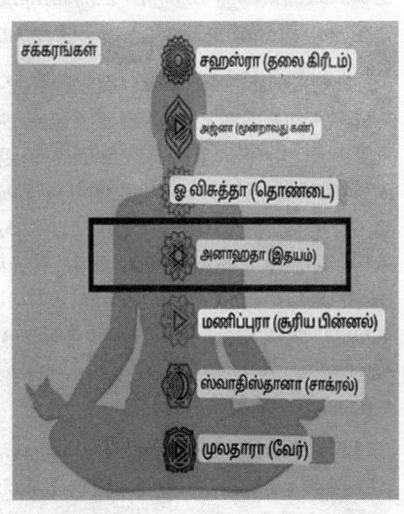

நிறம் - பச்சை.

உறுப்பு - காற்று.

இடம் - இதயம்/நுரையீரலின் மார்புப் பகுதி.

செயல்பாடு - காதல்.

சுரப்பி - தைமஸ்.

நரம்பு பின்னல் - கார்டியாக் பிளெக்ஸஸ்.

அமைப்பு - இருதய மற்றும் நோயெதிர்ப்பு அமைப்பு.

நான்காவது சக்ரா: அனாஹத சக்ரா - நாம் நமது அகங்காரத்தை எரித்து, கீழ் சக்கரங்களில் இருந்து நாம் உருவாக்கிய நமது இச்சை சக்தியைப் பயன்படுத்தி மீறும்போது, நாம் ஆழமான, பெரிய

மற்றும் வலிமையான ஒன்றை நோக்கி வளர ஆரம்பிக்கிறோம். இது நமது சக்ரா அமைப்பின் மையப் புள்ளியாகும். இது மேலிருந்து கீழிருந்து சக்திகளை ஒருங்கிணைக்கும் மையமாகும். அவ்வாறு செய்வதன் மூலம் அது நமது முழு உடலுக்கும் ஒரு முழுமையையும், முழுமை ஏற்றுக்கொள்ளும் உணர்வையும் உருவாக்குகிறது. அனாஹத சக்கரத்தில் நாம் தடைநீக்கப்படும்போது, நாம் உள் அமைதியை வளர்த்துக் கொள்கிறோம். அனாஹத சக்கரத்தில் நாம் உணரும் காதல், இரண்டாவது சக்ரா ஸ்வாதிஸ்தானத்தில் நாம் உணரும் பாலியல் அன்பிலிருந்து முற்றிலும் வேறுபட்டது.

பாலியல் காதல் என்பது பொருள் சார்ந்தது. ஒரு நபரின் தோற்றம் அல்லது நம்மை உணர வைக்கும் விதத்தின் காரணமாக நாம் அவரை நேசிக்கிறோம். இந்த வகையான காதல் தற்காலிகமானது மற்றும் நமது உணர்வுகளுடன் மாறுகிறது. ஆனால் அனாஹட்டாவில் உள்ள காதல் வெளிப்புற தூண்டுதலைச் சார்ந்தது அல்ல.

ஒரு தாய் தன்னை நேசிப்பதை விட பிறக்காத குழந்தையை எப்படி நேசிக்க முடியும்? அவன்/அவள் எப்படி இருக்கிறாள், குழந்தை அவளை மீண்டும் நேசிக்கிறதா இல்லையா என்பது பற்றி அவளுக்கு எதுவும் தெரியாது. இந்த வகையான காதல் தூய்மையானது மற்றும் உண்மையானது மற்றும் உருவமற்றது அல்லது வடிவமற்றது மற்றும் அதற்கு மேலே உள்ள அனைத்தையும் மீறுகிறது.

அனாஹட்டா என்பது தாக்கப்படாத 2 பொருட்களிலிருந்து உருவாகும் ஒலி. இது ஒரு சுழல் வடிவத்தில் உள்ளது மற்றும் இந்த சுழலில் உள்ள இதய சக்கரத்தில் இருந்து எல்லாம் தொடங்குகிறது. நான்காவது சக்கரத்தின் உறுப்பு காற்று, எனவே அதன் உறுப்பு சுவாசம், இவை இரண்டும் உயிர்வாழ்வதற்கு மிகவும் முக்கியமானவை. நாம் காதலிக்கும்போது, நாம் மிதப்பது போல் உணர்கிறோம். பூமி மூலாதாரம், நீர் ஸ்வாதிஷ்டானம், மணிபுரத்தில் நெருப்பு மற்றும் காற்று அனாஹதா. இதய சக்கரத்தைத் திறப்பதற்கு நுட்பம் மற்றும் புரிதலின் கலவை தேவை. உலகை உறவுகளின் வடிவில் பார்க்க இங்கே கற்றுக்கொள்கிறோம்.

LOVE என்ற வார்த்தை பொதுவாகப் பயன்படுத்தப்படும் 4 எழுத்து வார்த்தையாகும், ஆனால் நம்மில் பலருக்கு அதன் உண்மையான அர்த்தம் புரியவில்லை. இந்த மர்ம சக்தி என்றால் என்ன, எல்லோரும் ஏன் அதை தொடர்ந்து தேடுகிறார்கள்? அன்பை அழைப்பதற்கான சிறந்த வழி அதை முதலில் வழங்குவதாகும்.

காதல் என்பது நாம் அனைவரும் விரும்பும் ஒன்று என்பதால், நாம் தானாகவே அன்பை நோக்கி ஈர்க்கிறோம். எங்கெல்லாம் காதல் இருக்கிறதோ அங்கெல்லாம் இயல்பாகவே நாம் அதில் ஈர்க்கப்படுகிறோம். நம்மை நேசிக்கும் மக்களிடையே நாம் இருக்கும்போது, நாங்கள் பாதுகாப்பாகவும், பாராட்டப்பட்டவர்களாகவும், மீண்டும் நேசிக்கப்பட்டவர்களாகவும் உணர்கிறோம். நாம் அன்பை வாய்மொழியாகவோ அல்லது நமது செயல்களின் மூலமாகவோ அல்லது உணர்ச்சிவசப்படுவதன் மூலமாகவோ வழங்க முடியும்.

உதாரணத்திற்கு- நம் அண்டை வீட்டாரின் தாயார் காலமானதைக் கேள்விப்பட்டால், அவர்களை அழைத்து ஆறுதல் கூறலாம், அதாவது வாய்மொழி அன்பு. அல்லது அவர்களைச் சந்தித்து, செயலின் மூலம் வெளிப்படுத்தப்படும் அன்பான சில வீட்டு உதவிகளை வழங்குங்கள் அல்லது அவர்களை உங்கள் பிரார்த்தனைகள் மற்றும் தியானத்தில் வைத்திருங்கள், இது உங்கள் எண்ணங்களில் அன்பை வெளிப்படுத்துகிறது.

அன்பை வழங்குவதற்கான மற்றொரு வழி வெறுமனே அவர்களைப் போற்றுவது. இந்த வகையான காதல் பெரும்பாலும் மரியாதை மற்றும் வணக்கத்துடன் தொடர்புடையது. "ஆஹா! அவள் என்ன ஒரு அற்புதமான ஓவியர்!" அல்லது "ஆஹா! அவர் எவ்வளவு நன்றாகப் படித்தவர்" மற்றும் பல. ஒருவரால் நாம் பாராட்டப்படுவதை நீங்கள் நினைவுகூர்ந்தால், அவர்களை எப்போதும் அன்புடன் நினைவுகூருவோம்.

நாம் அன்பைக் காட்டுவதைத் தடுக்கும்போது, நாம் அன்பை மிகக் குறைவாகப் பெறுகிறோம். நாம் வார்த்தைகள் அல்லது செயல்கள் அல்லது எண்ணங்களால் அன்பைக் காட்டவில்லை என்றால், நம்மைப் பிரியப்படுத்த முயற்சிப்பவர்களை நாம் பாராட்டவில்லை என்றால், அந்த நபரிடமிருந்து நாம் பிரிக்கப்பட்டதாக உணர்கிறோம். ஆழமான தொடர்புகளை வளர்த்துக் கொள்ள, வார்த்தைகள், செயல்கள், சிந்தனைகள் மற்றும் இறுதியாக போற்றுதல் என 4 வழிகளிலும் அன்பை வெளிப்படுத்த கற்றுக்கொள்ள வேண்டும்.

அன்பை வெளிப்படுத்த மக்கள் தயங்குவதற்கு மிகவும் பொதுவான காரணம் நிராகரிப்பு பயம். அத்தகைய நபர்களுக்கு, திறந்த மனதுடன் இருப்பது ஆபத்து, பகிர்ந்து கொள்வது மற்றும் காதலிப்பதை விட

காதல் இல்லாமல் வாழ்வது மிகவும் எளிதானது என்று அவர்கள் நினைக்கிறார்கள். இந்த சக்கரத்தை பராமரிப்பது இரட்டை முனைகள் கொண்ட வாள். சக்கரத்தை மிகவும் இறுக்கமாக வைத்திருக்கும் நபர்கள் இதய சக்கரத்திற்கு மற்றும் இதயத்திலிருந்து வரும் காதல் சக்தியின் ஓட்டத்தை கட்டுப்படுத்துகிறார்கள், மேலும் குண்டலினியின் ஓட்டத்தை கீழிருந்து மேல் சக்கரங்களுக்கு கட்டுப்படுத்துகிறார்கள். இதன் பொருள் இதய சக்கரம் தடுக்கப்பட்டுள்ளது. முதல் அத்தியாயத்தில் எனது நோயாளிக்கு அனாஹத சக்ரா அடைப்பு மற்றும் 2 வகையான புற்றுநோய் இருந்ததற்கான முதல் உதாரணத்தை நீங்கள் நினைவுபடுத்துகிறீர்கள் என்றால், அவள் எப்படி உணர்கிறாள் என்பதை யாராலும் புரிந்து கொள்ள முடியாது என்று உணர்ந்தாள், அதனால் அவள் தனது கணவர், பெற்றோர்கள் மற்றும் அனைத்து குடும்ப உறுப்பினர்களையும், அந்நியப்படுத்த ஆரம்பித்தாள்.

யோகா மற்றும் தியானத்தின் மூலம் ஒரு ஞானம் பெற்ற ஆன்மா காதல் என்பது இணைக்கப்படுவதற்கான ஒரு விஷயம் அல்ல என்பதைக் காணலாம், ஆனால் நாம் ஏற்கனவே ஒரு சிக்கலான உறவுகளின் வலைக்குள் இணைக்கப்பட்டுள்ளோம் என்பதை உணர முடியும். நாம் அனைவரும் இந்த கிரகத்தில் ஒரே நேரத்தில் ஒரே சக்தியை நோக்கி ஒரே நம்பிக்கையுடனும் அச்சங்களுடனும் ஒரே முடிவில் சவாரி செய்கிறோம். அன்பு நம் ஒவ்வொருவருக்குள்ளும் இந்த புனிதமான சாரத்தை பாதுகாக்கிறது. நம்மைச் சுற்றியுள்ள அனைத்து உயிர்களுடனான தொடர்பை நாம் இழக்கும்போது, புனிதத்தை இழந்துவிட்டோம். அன்பின் மூலம் நாம் வளர்கிறோம், கடந்து சென்று மீண்டும் ஆழமாக வளர சரணடைகிறோம், அன்பின் மூலம் புத்துணர்ச்சி பெறுகிறோம்.

அனாஹதத்தில் தான் 3 வாழ்க்கைப் போக்குகள் ஒன்றிணைகின்றன -தமஸ் (மடக்கம்), ரஜஸ் (பெருமை) மற்றும் சாத்விக (இணக்கமான) போக்குகள் ஒன்றிணைந்து மேல் சக்கரங்களுக்கு உயர உதவுகின்றன. சக்ரா 1 என்பது பொருள் அல்லது பூமி பொருள்கள் மற்றும் திடப்பொருள். சக்ராஸ் 2 என்பது நம்மை மேலே தள்ளும் இயக்கம் மற்றும் திரவமாகும். சக்ரா 3 என்பது ஆற்றலை வெளியிடும் நெருப்பு அல்லது உருமாற்றம் ஆகும். மேலே குறிப்பிட்டுள்ள 3 சுழற்சிகளும் ஒரு குறிப்பிட்ட வகையான உறவு அல்லது அன்பு மேலும் வளரும் போது மட்டுமே தொடர முடியும். கீழே உள்ள 3 சக்கரங்கள் தடையின்றி மலர உதவும் வினையூக்கி அன்பு.

சுய அன்பை நான் எப்படி அனுபவித்தேன்?

என் மீதான அன்பு என்னை உடற்பயிற்சி செய்ய தூண்டுகிறது மற்றும் என் மனதையும் உடலையும் கவனித்துக்கொள்வதில் என்னை ஆதரிக்கிறது மற்றும் உடல்நலக்குறைவிலிருந்து என்னைப் பாதுகாக்கிறது. எனது குடும்பத்தின் மீதான அன்பு எனது குழந்தைகளை பாதுகாக்கப்பட்ட சூழலில் வளர்க்கவும், அனைவரையும் ஒன்றாக வைத்திருக்கவும் உதவுகிறது. என் நண்பர்களிடம் உள்ள அன்பு என்னை உதவிக்காக அவர்களிடம் திரும்பச் செய்கிறது அல்லது அவர்களுக்குத் தேவைப்படும்போது அவர்களுக்குத் துணை நிற்கிறது. அறிவின் மீதான காதல் என்னை புத்தகங்களை படிக்க அல்லது ஆசிரியர்களையும் குருவையும் தேடும் ஆசையை தூண்டுகிறது. எனது சமூகத்தின் மீதான அன்பு, எனக்குத் தெரிந்தவற்றை அவர்களுக்குக் கற்பிக்கத் தூண்டுகிறது, மேலும் நோய் அல்லது துன்பம் இல்லாமல் அவர்கள் சிறந்த சுயமாக அவர்களைப் பார்க்க விரும்புகிறது. வேறு வார்த்தைகளில் கூறுவதானால், எல்லாமே சுய அன்பிலிருந்து தொடங்கி படிப்படியாக நம் அனைவரையும் வரம்புகள் இல்லாமல் பிணைக்கிறது. இந்த கிரகத்தை ஒன்றோடொன்று இணைக்கும் புதிராக நாம் ஒவ்வொருவரும் அந்த புதிரின் ஒரு சிறிய துண்டாக பார்க்க ஆரம்பிக்கிறோம்.

இதயச் சக்கரம் சுஷூம்னாவுடன் (குண்டலினி உயருவதற்கான மையப் பாதை) சீரமைப்பிலிருந்து வெளியேறும்போது மிகப்பெரிய இழப்பை சந்திக்கிறது மற்றும் மிகப்பெரிய சேதத்தை ஏற்படுத்துகிறது. அனாஹட்டா சக்ராவுடன் தொடர்புடைய அமைப்புகளைப் பார்த்தால், இது நம் உடலில் உள்ள 2 மிக முக்கியமான அமைப்புகளான இருதய மற்றும் நோயெதிர்ப்பு மண்டலத்தின் கட்டுப்பாட்டைக் கொண்டுள்ளது. அதனால்தான், சுஷூம்னாவைத் திறந்து வைத்திருப்பதும், கீழே உள்ள 3 சக்கரங்களை வலுவாகப் பிடிப்பதும் நோயற்ற மற்றும் மாத்திரையின்றி வாழ இன்றியமையாதது. ஒரு ஏற்றத்தாழ்வு அல்லது அடைப்பு முழு அமைப்பையும் பாதிக்கும், இதனால் ஆட்டோ இம்யூன் நோய்கள் மற்றும் புற்றுநோய் போன்ற உயிருக்கு ஆபத்தான சில நோய்கள் ஏற்படலாம்.

சமநிலையில் வாழ்வது என்பது சரியான இணக்கம் அல்லது பேரின்பத்துடன் வாழ்வது போன்றது. நாம் நமக்குள் சமநிலையில் இருக்கும்போது மட்டுமே, நமது வெளி உலகத்தை சமநிலைப்படுத்த கற்றுக்கொள்ள முடியும். நாம் மற்றவர்களுடன் பகிர்ந்து கொள்ளும்போது அன்பு எப்போதும் பெருகும். நாம் வெளிப்படுத்தும் அன்பு சுயநலம்

மற்றும் பற்றுதல் இல்லாததாக இருக்க வேண்டும். அத்தகைய அன்பை அடைய, நாம் நன்மை தீமை போன்ற துருவமுனைப்புகளிலிருந்து விடுபட வேண்டும். உண்மையான அன்பு நம்மைச் சுற்றி எல்லா நேரங்களிலும் எல்லா உயிரினங்களிலும் இருப்பதை நாம் நம்ப வேண்டும், அதை நமக்குள் கண்டுபிடிக்க வேண்டும். நல்லதை நேசிக்கவும் தீமையை வெறுக்கவும் கற்றுக்கொடுக்கப்படும் இன்றைய பெரும்பாலான மக்களுக்கு இது ஒரு பெரிய சவாலாக இருக்கலாம். ஆனால் சாம்பல் நிற தரங்கள் மட்டுமே தவிர முற்றிலும் தீய நபர் இல்லை.

எடுத்துக்காட்டாக- 100 பேரைக் கொன்ற பயங்கரவாதி சட்ட நீதிமன்றத்தில் தண்டனையாகத் தூக்கிலிடப்பட்டால், அவரை அறிந்த மக்கள் (அவரது குடும்ப உறுப்பினர்கள்) மற்றும் அவரது ஆதரவாளர்கள் (அதே அமைப்பைச் சேர்ந்தவர்கள்) ஏமாற்றம் அடைவார்கள்அல்லது இதயம் உடைந்து போவார்கள். அதே குறிப்பில் முற்றிலும் நல்ல நபர் இல்லை மற்றும் சாம்பல் நிற தரங்கள் மட்டுமே உள்ளன. நாம் ஒவ்வொருவரும் மற்றவர்களுக்குக் காட்ட விரும்பாத நமது அழுக்குப் பொருட்களை அமைதியாக எடுத்துச் செல்கிறோம். அந்த சாம்பல் நிற தரங்களை நீங்கள் எவ்வாறு ஊடுருவிச் செல்கிறீர்கள் மற்றும் பல்வேறு வகையான அன்பின் கலவையிலிருந்து நம்மை எவ்வாறு உருவாக்குவது மற்றும் வளர்த்துக் கொள்வது? நாம் ஒவ்வொருவரும் நமது சொந்த அறியாமை நிலையிலிருந்து எவ்வாறு செயல்படுகிறோம் என்பதைப் பார்க்கும்போது அந்த சகிப்புத்தன்மையையும் ஏற்றுக்கொள்ளலையும் நீங்கள் வளர்த்துக் கொள்வீர்கள்.

திறந்த அல்லது மூடிய அனைத்து சக்கரங்களும் தொடர்ந்து சமநிலையை நாடுகின்றன, இது வாழ்க்கையின் விதி. நான் எப்போது தீவிரமாக வேலை செய்ய ஆரம்பிக்கிறேன், எப்போது நிறுத்தி ஓய்வெடுக்க வேண்டும்? நான் எப்போது என் குழந்தைகளை நிபந்தனையின்றி நேசிக்கத் தொடங்குவேன், அதிகப்படியான ஈடுபாட்டைத் தவிர்க்க எப்போது பின்வாங்குவது அவசியம்? எனக்குப் பிடித்தமான சிற்றுண்டியை நான் எப்படி ருசிப்பது மற்றும் எப்போது நிறுத்த வேண்டும் என்பதை எப்படி அறிவது?

என்னைப் பொறுத்தவரை, யோகா மற்றும் சக்கரங்கள் நான் விரும்பும் எதையும் மிகைப்படுத்தாமல் அந்த சமநிலையை அடைய எனக்கு உதவியது. எப்படி நமது நாளமில்லா உறுப்புகள், மருத்துவத்தில், "பின்னூட்ட பொறிமுறை" என்று அழைக்கும் ஏதாவது ஒன்றின் மூலம் சமநிலையை தொடர்ந்து தேடுவதைப் போலவே, நமது சக்கரங்களும் அதே வழியில் செயல்படுகின்றன.

எனது தைராய்டு சுரப்பி (விசுத்தி சக்கரத்திற்கான சுரப்பி) என் அமைப்பில் அதிகப்படியான தைராய்டு ஹார்மோனைக் கொண்டிருக்கும் போதெல்லாம் அது தைராய்டு சுரப்பிக்கு எதிர்மறையான பின்னூட்ட பொறிமுறையை உருவாக்கி அதிக தைராய்டு ஹார்மோனை உருவாக்குவதைத் தடுக்கிறது. இதேபோல், எனது அமைப்பில் தைராய்டு ஹார்மோன்கள் குறைவாக இருக்கும்போது, தைராய்டு சுரப்பிக்கு நேர்மறையான பின்னூட்டத்தை உருவாக்கி, அதிக தைராய்டு ஹார்மோன்களை உற்பத்தி செய்ய ஊக்குவிக்கிறது.

தைராய்டு ஹார்மோன்களை செயற்கையாகப் பிரதிபலிக்கும் நமது அமைப்பில் புழக்கத்தில் உள்ள பொருட்களால் இந்த பின்னூட்ட வழிமுறை சீர்குலைந்தால், இது தைராய்டு சுரப்பிக்கு எதிர்மறையான பின்னூட்டத்தை உருவாக்குகிறது, இது ஹைப்போ தைராய்டிசத்திற்கு வழிவகுக்கிறது. எடுத்துக்காட்டாக- லித்தியம் மற்றும் அமியோடரோன் போன்ற பல மருந்துகள் குறைந்த தைராய்டு ஹார்மோன் நிலைகளைப் பிரதிபலிக்கும் மற்றும் ஹைப்போ தைராய்டிசத்தை ஏற்படுத்தும். தைராய்டு சுரப்பியில் பல சோதனைகளைச் செய்ய, முதன்மை சுரப்பி அல்லது பிட்யூட்டரி சுரப்பியும் இங்கு செயல்படும். பிட்யூட்டரி சுரப்பி (சஹஸ்ரார சக்கரத்திற்கான சுரப்பி) TRH (தைராய்டு வெளியிடும் ஹார்மோன்) வழியாக தைராய்டு ஹார்மோன்களின் உற்பத்தியைக் கட்டுப்படுத்துவதில் முக்கிய பங்கு வகிக்கிறது.

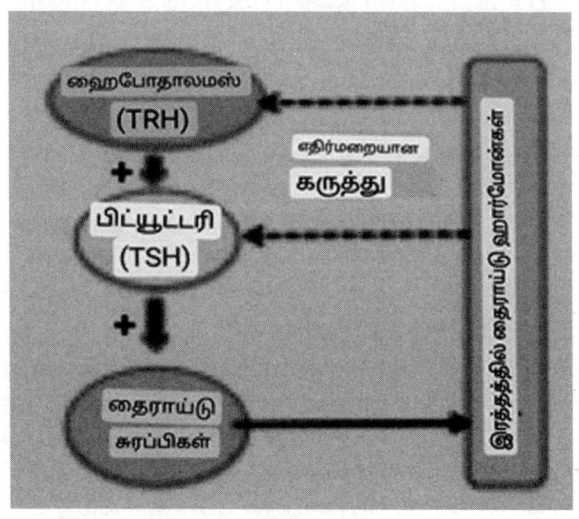

படம் 4: தைராய்டின் பின்னூட்ட வழிமுறை

அதேபோல் ஒவ்வொரு சக்கரத்தையும் திறக்கும் போது அது அவர்களுக்கு கீழே இருக்கும் கீழ் சக்கரங்களில் ஒரு சோதனையாக செயல்படுகிறது, இதனால் அவை இணக்கமாக இருக்கும்.

நமது பலம் உடலில் உள்ள அனைத்து உறுப்புகளின் ஒற்றுமையிலும் நல்லிணக்கத்திலும் உள்ளது. வயிறு அல்லது சிறுநீரகம் அல்லது மூளை என ஒவ்வொரு தனிப்பட்ட உறுப்புகளும் ஒரே நேரத்தில் இதயச் சக்கரத்துடன் இணைந்திருக்க வேண்டும், அது ஒவ்வொரு நிமிடமும் நாம் வாழ்வதற்கு ஒரு ஒத்திசைவான தாளத்தில் தொடர்ந்து துடிக்க உதவுகிறது. அதாவது இதய சக்கரம் குணப்படுத்தும் மையம்.

வேறு வார்த்தைகளில் கூறுவதானால், அன்பு என்பது நம் ஒவ்வொருவருக்கும் உள்ள இறுதி குணப்படுத்தும் அழுத்தம் அல்லது சக்தி. இதயச் சக்கரத்தைத் திறந்து, உங்களைச் சுற்றியுள்ளவர்களிடம் இரக்கம், தொடர்பு மற்றும் புரிதலை வளர்த்துக்கொள்வது இயற்கையாகவே குணமடையத் தூண்டுகிறது. நாம் அனைவரும் ஒரே உலகளாவிய நனவுடன் இணைக்கப்பட்டுள்ளோம் என்பதை உணருவதிலிருந்து இது வருகிறது. இது ஆயிரக்கணக்கான ஆண்டுகளுக்கு முன்பு சனாதன தர்மத்திலும் போதிசத்வா அல்லது புத்த தர்மத்திலும் நடைமுறைப்படுத்தப்பட்டு கற்பிக்கப்பட்டது. நமது இதய சக்கரம் திறந்த மற்றும் சமநிலையில் இருக்கும்போது, நம் இருப்பு அன்பையும் மகிழ்ச்சியையும் வெளிப்படுத்துகிறது, மேலும் இந்த அன்பே உண்மையான குணப்படுத்துதலின் சாராம்சம்.

ஹைப்பர் தைராய்டிசத்தில் அல்லது அதிகப்படியான தைராய்டு ஹார்மோன்கள் நம் அமைப்பில் இருக்கும்போது, நமது இதயம் ஏட்ரியல் ஃபைப்ரிலேஷனுக்கு (150 துடிப்புகள் அல்லது அதற்குமேல் உள்ள இதயத்தின் மிகவும் ஒழுங்கற்ற துடிப்பு) ஏன் செல்கிறது என்பதையும் இது விளக்குகிறது. அதாவது, விசுத்தி சக்கரம் (தைராய்டு சுரப்பி) சமநிலையற்றதாக இருந்தால், தானாகவே அது இதயத்திற்கு கீழே உள்ள சக்கரங்களில் அதன் விளைவைக் காண்பிக்கும் மற்றும் ஏட்ரியல் ஃபைப்ரிலேஷனை ஏற்படுத்தும். சிகிச்சையளிக்கப்படாவிட்டால், அது ஒரு நபரின் மரணத்திற்கு வழிவகுக்கும்.

இதயம் மட்டுமல்ல, ஹைப்பர் தைராய்டிசம் அனாஹதா சக்கரத்திற்கு கீழே உள்ள அனைத்து சக்கரங்களையும் பாதிக்கலாம். தைராய்டு அதிகமாகச் செயல்பட்டால் அல்லது சமநிலையற்றதாக இருந்தால், மணிப்பூரா சக்ரா சமநிலையின்மை (திட்டமிடப்படாத எடை இழப்பு), ஸ்வாதிஸ்தான சக்ரா அடைப்பு (வயிற்றுப்போக்கு அல்லது மாதவிடாய் முறைகேடுகள்) மற்றும் மூலாதாரா அடைப்பு (மனநிலை மாற்றங்கள்) ஆகியவற்றை நீங்கள் அனுபவிப்பீர்கள்.

அனாஹட்டா சக்ராவை எவ்வாறு தடைநீக்குவது?

ஒரு மூச்சு இதயம் மற்றும் நுரையீரல் இரண்டின் ஒருங்கிணைந்த செயல்பாட்டை உள்ளடக்கியது. இதயத்தால் தேர்ச்சி பெற்ற நமது சுற்றோட்ட அமைப்பு உள்ளிழுத்த சில நொடிகளுக்குள் முழு அமைப்பு முழுவதும் ஆக்ஸிஜனை விநியோகிக்கும் முழுமையான மற்றும் விரிவான அமைப்பு நமது உடலில் உள்ளது. அதனால்தான் பிராணயாமா நம் நல்வாழ்வுடன் மிகவும் இணைக்கப்பட்டுள்ளது. நான்காவது சக்கர சமநிலையை பிராணயாமா மூலம் அடையலாம். பிராணன் என்றால் மூச்சு மற்றும் யமம் என்றால் ஒழுக்கம். நம்மில் பெரும்பாலோர் ஆழமற்ற சுவாசத்தை வழக்கமாகக் கொண்டிருக்கிறோம், அங்கு காற்று தொண்டை அல்லது மேல் நுரையீரலில் மட்டுமே நுழைந்து, நமது முழு நுரையீரலையும் அரிதாகவே விரிவுபடுத்துகிறது. பிராணயாமா மூலம் நமது நுரையீரல் மற்றும் இதயத்தை ஆழமாக சுவாசிக்க பயிற்சியளிக்கிறோம், அதனால்தான் இது ஒரு பரிணாம மற்றும் குணப்படுத்தும் செயல்முறையாகும். நாம் எந்த மதத்தைப் பின்பற்றினாலும் உலகில் உள்ள அனைத்து தியானப் பயிற்சிகளிலும் பிராணயாமா முக்கிய அம்சமாக மாறியுள்ளது என்பதை இது விளக்குகிறது.

பிராணயாமா நுட்பங்கள் ஆன்மீக வழிகளைப் பயிற்றுவிப்பதற்கும் அவற்றை நமது உடலின் வளர்சிதை மாற்றப் பாதைகளில் ஒருங்கிணைப்பதற்கும் வடிவமைக்கப்பட்டுள்ளன. அதனால்தான் ஆரோக்கியமான யோகா மற்றும் ஆரோக்கியமான தியான வகுப்புகளில் நான் 7 வெவ்வேறு வகையான பிராணயாமாவை இணைத்துள்ளேன். (நாடி ஷோதன பிராணயாமம், திருமூலர் பிராணாயாமம், பிரம்மரி பிராணாயாமம், உஜ்ஜயி பிராணாயாமம், பாஸ்த்ரிகா பிராணாயாமம், கபாலபதி பிராணயாமம் மற்றும் திர்காபிராணாயாமம்). ஒவ்வொரு வகை பிராணயாமாவும் அதன் சொந்த முக்கியத்துவத்தைக் கொண்டுள்ளது மற்றும் இருதய மற்றும் நமது நோயெதிர்ப்பு மண்டலத்தை நம் உடலில் உள்ள மற்ற அமைப்புகளுடன் ஒருங்கிணைக்கிறது.

உதாரணமாக- திருமூலர் பிராணாயாமத்தில் பல நன்மைகள் உள்ளன. இது நரம்பு மண்டலத்துடன் இருதய அமைப்பை ஒருங்கிணைப்பதாக அறியப்படுகிறது மற்றும் MS (மல்டிபிள் ஸ்களீரோசிஸ்) போன்ற மூளை செயல்பாடு தொடர்பான வலிப்புத்தாக்கங்கள் மற்றும் தன்னுடல் தாக்க நோய்களைத் தடுக்கிறது. இது வேகல் தொனியை அதிகரிக்கிறது மற்றும் பாராசிம்பேடிக் நரம்பு மண்டலத்தை மேம்படுத்துகிறது. இந்த பிராணயாமாக்கள் ஒவ்வொன்றும் எளிமையான மற்றும்

மேம்பட்ட முறைகளைக் கொண்டுள்ளன. பிராணயாமா நுட்பங்களுடன் கூடிய 12 வார யோகா பயிற்சியானது, *ATPase* இன் மரபணு வெளிப்பாட்டை செல்லுலார் மட்டத்தில் மேம்படுத்துவதன் மூலம் மைட்டோகாண்ட்ரியல் நெகிழ்ச்சித்தன்மையை எவ்வாறு மேம்படுத்துகிறது என்பதைக் காட்ட தற்போது நிறைய ஆராய்ச்சிகள் நடந்து வருகின்றன.

அனாஹத சக்ரா அடைப்புடன் தொடர்புடைய முதல் 3 நோய்கள்:

- அனைத்து வகையான புற்றுநோய்கள் (குடும்ப வரலாறு/ மரபியல் முன்கணிப்பு/கெட்ட பழக்கங்கள் இல்லாதவர்களிடம் காணப்படுகிறது).
- ஆட்டோ இம்யூன் நோய்கள் (நவீன மருத்துவத்தில் இன்னும் குணப்படுத்தப்படவில்லை).
- நாள்பட்ட நுரையீரல் நோய் (*ARDS, Bronchiectasis, Sarcoidosis & Pulmonary Fibrosis* போன்ற புகைப்பிடிக்காதவர்களில் காணப்படுகிறது).

தினமும் ஆரோக்கியமான யோகா & தியானம் செய்வதன் மூலம் மேலே உள்ள அனைத்தையும் தடுக்கலாம்/சரிசெய்யலாம்.

அத்தியாயம் 6

விசுத்தி சக்ரா (வெளிப்பாடு சக்ரா)
(காமெடி vs சோகம்)

"உங்கள் கதையை சொந்தமாக்குங்கள், ஏனென்றால்
அது உங்களுடையது மட்டுமே."

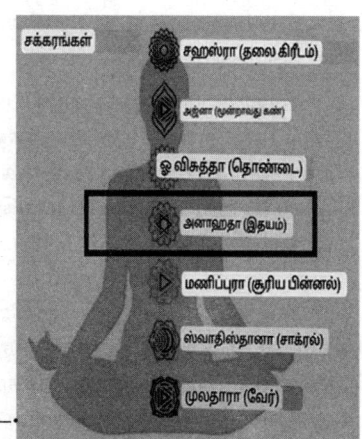

நிறம் - நீலம்.

உறுப்பு - ஒலி/ஈதர்.

இடம் - கழுத்து.

செயல்பாடு - தொடர்பு.

சுரப்பி - தைராய்டு.

நரம்பு பின்னல் - கர்ப்பப்பை வாய் பின்னல்.

அமைப்பு - காது, மூக்கு, தொண்டை.

விசுத்தி சக்ரா: இது தகவல்தொடர்புக்கான நுழைவாயில், இங்கு நாம் சுய வெளிப்பாடு மூலம் நம் மனதில் பேசுகிறோம். 5 புலன்களில் ஏதேனும் (காது கேளாதவர், வாய் பேச முடியாதவர், பார்வையற்றவர் போன்றவை) இல்லாத ஒருவரால்கூட அவர்/அவள் உணர்வுகளைப்

பற்றி இன்னொருவருடன் தொடர்புகொள்ள முடியும். உதாரணமாக- பேச முடியாத ஒரு பெண் தன் கணவன் அல்லது குழந்தைகளிடம் தன் சைகைகள், அதிர்வுகள், தாளங்கள் அல்லது ஒலிகளைப் பயன்படுத்தி பல்வேறு வடிவங்களில் அன்பை வெளிப்படுத்த முடியும். மேலே உள்ளஅனைத்தும் உயர்தகவல்தொடர்புகளின் பல்வேறு வடிவங்கள்.

நாம் கீழிருந்து மேல் சக்கரங்களுக்குச் செல்லும்போது, அதன் உடல் தன்மைகுறைந்து, மனரீதியாகவோஅல்லது ஆன்மீகமாகவோமாறுகிறது. ஒரு பேச்சாளர் பேசுவதை நான் பார்த்துக் கொண்டிருக்கும்போது, நான் அதிகமாக மகிழ்ச்சியில் மூழ்கினாள், நான் கைதட்டுவேன், அது ஒரு வகையான அதிர்வு. மறுபுறம், எனக்கு பேச்சு பிடிக்கவில்லை என்றால், நான் மண்டபத்தை விட்டு வெளியேறுவேன், இது ஒரு அதிர்வு அல்லது எனது மறுப்பைக் காட்டும் செய்தி.

அதனால்தான் ஈமோஜி என்பது சமூக ஊடகங்களில் நம் உணர்வுகளை மற்ற நபரிடம் தெரிவிப்பதற்கான மிகவும் பிரபலமான மற்றும் பயனுள்ள வழிகள் தற்போது ஒரு பொதுவான நடைமுறையாகும்.

தொடர்பு என்பது பேசுதல், பார்த்தல், முகர்ந்து பார்த்தல், கேட்டல் அல்லது தொடுதல் ஆகிய 5 புலன்களைப் பயன்படுத்த வேண்டும் என்பதில்லை. சில நேரங்களில் அது நம் புலன்களுக்கு அப்பால் சென்று மைல்களுக்கு அப்பால் வசிக்கும் மற்றவரை அடையலாம். செயற்கைக்கோள்கள் மூலம் மீண்டும் உருவாக்கப்படும் ஒலி அதிர்வுகள் மூலம் மைல்களுக்கு அப்பால் உள்ள மற்றொரு நபருடன் பேசக்கூடிய ஒரு உதாரணம் தொலைபேசி.

சக்ராஐந்து என்பது தெளிவு, படைப்பாற்றல் மற்றும் சுய வெளிப்பாடு பற்றியது. இசைக்கலைஞர்கள் தங்கள் இசைக்கருவிகள் மூலம் பேசுகிறார்கள். ஒரு நடனக் கலைஞர் தனது அசைவுகள் மற்றும் வெளிப்பாடுகள் மூலம் பேசுகிறார். ஒரு விளையாட்டு வீரர் தனது விளையாட்டின் மூலம் தொடர்பு கொள்கிறார். ஒரு எழுத்தாளர் தனது எழுத்துக்களின் மூலம் பேசுகிறார். இந்த சக்கரத்தில் நன்கு பயிற்றுவிக்கப்பட்ட நபர் ஆயிரக்கணக்கான மக்களுடன் சிரமமின்றி தொடர்பு கொள்ள முடியும் மற்றும் அவரது செய்தியை திறம்பட தெரிவிக்க முடியும். இந்த சக்கரம் பெரிய குழுக்களை உள்ளடக்கிய வலுவான இணைப்புகளை உருவாக்க உதவுகிறது.

இந்தச் சக்கரத்தில் தடுக்கப்பட்டவர்கள் பொதுவாக மிகவும் கூச்ச சுபாவமுள்ளவர்களாகவும், சில சமயங்களில் குறிப்பாக கூட்டம் அல்லது சமூகக் கூட்டங்கள் போன்ற குழு அமைப்பில் அமைதியாகவும் இருப்பார்கள். அப்படிப்பட்டவர்கள் அவர்கள் உண்மையிலேயே

தகுதியுடையதை இழந்துவிடுவார்கள். நீங்கள் ஒரு பணியாளராக இருந்தால், நீங்கள் உண்மையிலேயே தகுதியான சம்பளத்தை உயர்த்திக் கேட்க நீங்கள் பயப்படலாம். நீங்கள் தவறான உறவில் இருந்தால், அதை எதிர்த்துப் பேசுவதற்கு நீங்கள் பயப்படுவீர்கள், மேலும் தொடர்ந்து துன்பத்தில் வாழ்வீர்கள். வாய்மொழி வெளிப்பாடு என்பது அனைவரின் கப் தேநீர் அல்ல, மேலும் சிலர் ஈகோ, பயம், நம்பிக்கையின்மை, குறைந்த சுயமரியாதை மற்றும் சுய உணர்வுகள் மற்றும் பலவற்றால் அவர்கள் எப்படி உணர்கிறார்கள் என்பதை சரியாக வெளிப்படுத்த முடியாது.

பகவத் கீதையை பல ஆயிரம் ஆண்டுகளுக்கு முன்பு கிருஷ்ணர் அர்ஜுனனுக்குப் போர்க்களத்தில் சொல்லிக் கொடுத்தாலும், இன்றும் ஏன் அதைப் பற்றிப் பேசுகிறோம்? பல ஆண்டுகளாக அது ஆழமாக வேரூன்றிய தொடர்புகளின் காரணமாக, வெவ்வேறு நபர்களால் ஒவ்வொரு நாளும் பலமுறை மேற்கோள் காட்டப்பட்டு வாசிக்கப்பட்டு மீண்டும் வாசிக்கப்படும் பிரபலமான ஸ்கிரிப்டாக இது உள்ளது. இது பைபிள் அல்லது குர்ஆன் போன்ற எந்தவொரு மதப் பாடப்புத்தகத்திற்கும் நல்லது. இத்தகைய தொடர்புகள் கலாச்சாரம் மற்றும் நேரத்தை மீறுகின்றன மற்றும் குறுகிய காலத்தில் மில்லியன் கணக்கான மக்களை உள்ளடக்கியது.

விசுத்தி என்றால் சுத்திகரிப்பு என்று பொருள். இது 2 வழிகளில் சுத்திகரிப்பு என்று பொருள். விசுத்தியை அடைவதற்கும், உயரப் பயணம் செய்வதற்கும் நாம் ஒரு குறிப்பிட்ட அளவிலான எண்ணங்களைத் தூய்மைப்படுத்த வேண்டும். ஒரு அர்ச்சகர் தொடர்ந்து மந்திரங்களை உச்சரித்துக் கொண்டிருந்தாலும், அவருடைய கண்கள் தேவி அணிந்திருக்கும் வைர நெக்லஸில் பதிந்திருந்தால், அவர் தனது எண்ணங்களில் தூய்மை அடையவில்லை. அவர் அறிவுடையவராகத் தோன்றினாலும், அவருடைய பிரார்த்தனைகளை நன்கு அறிந்திருந்தாலும், அவர் பயணம் செய்யவோ அல்லது விசுத்தியை மீறவோ முடியாது.

இந்த சக்கரம் சுத்திகரிப்பு என்று அழைக்கப்படுவதற்கான மற்றொரு காரணம் ஒலிகள் அல்லது அதிர்வுகளின் சக்தி. இது நமக்குள்ளும் சுற்றிலும் உள்ள பிற அதிருப்தி அதிர்வெண்களை ஒத்திசைக்கக்கூடிய ஒரு சக்தியாகும்.

உதாரணம்- சனாதன தர்மம், பௌத்தம் மற்றும் பிற மதங்களில் கூட நீங்கள் கவனித்தால், மணியை அடிப்பது அல்லது திபெத்திய கிண்ணம் போன்ற ஒலிகளைப் பயன்படுத்துகிறோம், இது நமது

புலன்களை உள்நோக்கிப் பார்க்க ஒத்திசைக்கும் ஒலிகள் அல்லது அதிர்வுகளை உருவாக்குகிறது. ஐந்தாவது சக்கரத்தில் மிகவும் உள்ளுணர்வு கொண்டவர்கள் ஒரு குறிப்பிட்ட சூழ்நிலை அல்லது ஒரு குறிப்பிட்ட நபரின் ஒட்டுமொத்த அதிர்வுகளை அனுபவிப்பார்கள், இருப்பினும் அவர்களுக்கு அனைத்து சிறிய விவரங்களும் தெரியாது. நவீன ஆங்கிலத்தில் இதை குடல் உணர்வு அல்லது அதிர்வு என்று அழைக்கிறோம். ஈதர்/ஸ்பிரிட்/ஒலி உறுப்பு முதல் 3 சக்கரங்களில் பகிரப்பட்டுள்ளது, ஏனெனில் நாம் மேலே செல்லும்போது, அவை உடல் கூறுகள் இல்லாமல் இருக்கும்.

தைராய்டு சுரப்பியின் கோளாறுகள் விசுத்தி சக்கரத்தில் தெளிவாக உள்ளன, ஏனெனில் கழுத்தில் அதன் நிலை மற்றும் பிற உடல் செயல்பாடுகளை அது கட்டுப்படுத்துகிறது. தைராய்டு நாளொன்றுக்கு சிறிய மைக்ரோகிராம்களில் T_3 (ட்ரையோடோதைரோனைன்), T_4 (டெட்ரா அயோடோதைரோனைன்) மற்றும் கால்சிட்டோனின் ஆகிய 3 வகையான ஹார்மோன்களை உற்பத்தி செய்கிறது. முந்தைய அத்தியாயத்தில், தைராய்டு எவ்வாறு இதயம், கருப்பைகள், குடல்கள், மனநிலை ஊசலாட்டம் மற்றும் கழுத்தின் மட்டத்திற்கு கீழே உள்ள அனைத்து அமைப்புகளையும் கட்டுப்படுத்தும் பின்னூட்ட பொறிமுறையை எவ்வாறு செயல்படுத்துகிறது என்பதைத் தொட்டோம். இந்த பின்னூட்ட பொறிமுறையானது முதன்மை சுரப்பி அல்லது பிட்யூட்டரி சுரப்பியை (சஹஸ்ரரா சக்ரா) உள்ளடக்கியது, எனவே தைராய்டு சுரப்பி முதன்மை சுரப்பிக்கு உதவியாளராக செயல்படுகிறது. கர்ப்பம், பாலூட்டுதல் மற்றும் மாதவிடாய் காலத்தில் ஏற்படும் ஹார்மோன் ஏற்ற இறக்கங்கள் காரணமாக பெண்கள் தைராய்டு செயலிழப்பை உருவாக்கும் வாய்ப்பு 10 மடங்கு அதிகம்.

அனைத்து அதிர்வுகளும் ஒரு குறிப்பிட்ட தாளத்தால் வகைப்படுத்தப்படுகின்றன, இது மீண்டும் மீண்டும், நேரம் மற்றும் இடம் மூலம் வழக்கமான முறை. உதாரணமாக- ஒரு வருடத்தில் 4 பருவங்கள், ஒரு நாளில் 24 மணிநேரம், ஒரு பெண்ணின் மாதவிடாய் சுழற்சி 28 நாட்கள், கர்ப்பமாக இருக்கும் நிலையில் 40 வாரங்கள், மூச்சு மற்றும் இதயத்துடிப்பின் இயக்கம் மற்றும் பல ஒரு தாளத்தை பின்பற்ற வேண்டும். இந்த தாளத்திலிருந்து தப்பிக்க முடியாது, ஏனென்றால் உயர்ந்த உணர்வு நம்மைச் செய்யக் கோருகிறது.

துரதிர்ஷ்டவசமாக, நம்மில் பெரும்பாலோர் அந்த தாளத்தை இழக்கிறோம், அப்போதுதான் நாம் குழப்பமடைந்து ஒருங்கிணைப்பு, ஒற்றுமையை மற்றும் கருணையை இழக்கிறோம். உதாரணமாக-

நாம் ஒரு தாளத்தையோ அல்லது குறிப்பிட்ட உறக்க நேரத்தையோ கடைப்பிடிக்கவில்லை என்றால், நம் தூக்கத்தை இழக்க நேரிடும், இல்லையா? நாம் வெவ்வேறு நேரங்களில் எழுந்து வெவ்வேறு நேரங்களில் படுக்கைக்குச் சென்றால், நமது சர்க்காடியன் ரிதம் குழப்பமடைந்து, மெதுவாக தூக்கக் கோளாறுகளுடன் முடிவடையும், இது உளவியல் கோளாறுகளுக்கு வழிவகுக்கிறது.

வேறு வார்த்தைகளில் கூறுவதானால், நாம் அனைவரும் ஒருவரையொருவர் மற்றும் நம்மைச் சுற்றியுள்ள அனைத்தையும் நம் மனதிலும் உடலிலும் நாம் கொண்டு செல்லும் அதிர்வுகளால் பாதிக்கிறோம். நம் உலகத்தை அனுபவிக்கும் திறன் நம் உலகத்தை நாம் எவ்வளவு நன்றாகப் புரிந்துகொள்கிறோம் என்பதைப் பொறுத்தது. நாம் எதையாவது உண்மையாக எதிரொலித்தால் அது நம்மை ஆழமாக பாதிக்கிறது. நான் உண்மையில் புரிந்து கொள்ளாமல் அல்லது புரிந்து கொள்ள முயற்சிக்காமல் ஓம் என்று சொன்னால், எந்த அளவு தியானமும் என் உணர்வை உயர்த்தப் போவதில்லை. ஆனால் எனது புரிதலின் ஆழத்தில் தங்கி அல்லது எனது தியானத்தின் மீது ஆர்வத்துடன் ஓம் என்று நான் கூறும்போது, நான் ஒரே அறையில் உடல் ரீதியாக இல்லாமல் அற்புதங்களைச் செய்யவோ அல்லது பொருட்களை நகர்த்தவோ முடியும்.

பயணிக்க ஸ்மார்ட் போன்களோ, விமானங்களோ இல்லாத பண்டைய காலத்தில் விசுத்தி சக்கரத்தின் சக்திகள் இப்படித்தான் இருந்தன. ஓம் என்ற எளிய மந்திரத்தை உச்சரிப்பதன் மூலம் நமது சீரற்ற எண்ணங்கள் மற்றும் உணர்ச்சிகளின் குவியலை ஒரு ஒத்திசைவான மற்றும் அழகான வடிவமாக மாற்ற முடியும்.

ஒவ்வொரு சக்கரத்திற்கும் உச்சரிக்கப்படும் 7 பொதுவான மந்திரங்கள் இங்கே.

ஒன்று, மூலதாரா-லம்

இரண்டு, ஸ்வாதிஸ்தானா-வம்

மூன்று, மணிப்புரா-ரம்

நான்கு, அனாஹதா-யம்

ஐந்து, விசுத்தி-ஹம்

ஆறு, அஜ்னா-ஓம்

ஏழு, சஹஸ்ராரா - குறிப்பிட்ட மந்திரம் இல்லை

ஐந்தாவது சக்ரா டெலிபதி செய்திகளின் ஆரம்பம். இது 5 சாதாரண

புலன்களுக்கு அப்பால் நேரம் மற்றும் இடம் மூலம் தொடர்பு கொள்ளும் கலை. அதிர்வுகள் நம்மைச் சுற்றி எப்பொழுதும் இருந்தாலும், இந்த டெலிபதிச் செய்திகளுக்குப் பதிலளித்து அடையாளம் கண்டுகொள்வது மிகச் சிலரே. நாம் உயர்ந்த உணர்வுக்கு ஏறும்போது அது எப்போதும் வாய்மொழி தொடர்பு அல்ல என்பதை நினைவில் கொள்ளுங்கள்.

ஆனால் நாம் பேசும்போது டெலிபதி ஏன் தேவை என்று ஒருவர் கேட்கலாம்? டெலிபதி செய்திகள் உடனடி, துல்லியமானவை மற்றும் மிக முக்கியமாக பொய் அல்லது உண்மைகளைத் தவிர்க்காது. 2 பேர் நேரிடையாகப் பேசுவதைப் போலல்லாமல், மற்றவர் உண்மையைச் சொல்கிறாரா அல்லது சில உண்மைகளை மறைக்கிறாரா என்று இருவருக்குமே தெரியாது. நாம் உயர்ந்த சக்கரங்களை அணுகும்போது, நாம் ஒரு உலகளாவிய மனதை அணுகுகிறோம், அதை நாம் உருவாக்க வேண்டியதில்லை, அது ஏற்கனவே உள்ளது, அதனுடன் நாம் இணைக்க வேண்டும்.

ஐந்தாவது சக்கரத்தை எவ்வாறு தடை நீக்குவது?

தொண்டைப் பயிற்சிகளான பாடுதல், பேசுதல், கற்பித்தல், மந்திரங்கள்/ஸ்துதிகள்/பிரார்த்தனைகள் மற்றும் எந்த விதமான செயல்திறன் போன்றவற்றின் மூலமும் இதை அடைய முடியும். கலை மற்றும் கைவினைப்பொருட்கள் கூட ஓவியம், சிற்பம், மெருகூட்டல், நகைகள் செய்தல் போன்ற வெளிப்பாட்டின் உயர்ந்த வடிவங்கள் மற்றும் ஐந்தாவது சக்கரத்தை சமநிலைப்படுத்த உதவுகிறது. சமூக ஊடகங்கள் இன்று உலகளாவிய தகவல்தொடர்புகளின் பெரும் பகுதியாகும் மற்றும் ஐந்தாவது சக்கரத்துடன் இணைக்கப்பட்டுள்ளன. Facebook, Instagram அல்லது LinkedIn இல் ஒருவர் பதிவேற்றும் படங்கள் மற்றும் இதுபோன்ற பல பொது சுயவிவரங்கள் ஒருவரின் சொந்த யோசனைகள், எண்ணங்கள் மற்றும் நோக்கங்களை வெளி உலகிற்கும் நம்மைச் சுற்றியுள்ள மக்களுக்கும் சித்தரிக்கின்றன.

சமூக ஊடகங்கள் சில சமயங்களில் சூழ்ச்சியாக இருக்கலாம் மற்றும் நோக்கங்கள் சரியாக இல்லாவிட்டால், அது மக்களை கூட்டாக தவறான திசையில் வழிநடத்தும், இப்படித்தான் சமூக பயங்கரவாத அமைப்புகள் உருவாகின்றன. விசுத்தி சக்கரத்தின் ஆற்றலை நீங்கள் வரலாற்றைப் பார்க்கும்போது, காந்தியால் உருவாக்கப்பட்ட அகிம்சை போன்ற ஒரு பெரிய அரசியல் இயக்கத்தை இது எவ்வாறு பாதித்தது அல்லது ஹிட்லரால் நிறுவப்பட்ட நாஜி அரசியல் கட்சி மூலம் ஒரு போரைப் பிரச்சாரம் செய்யலாம் மற்றும் அவர்கள் இருவரும் ஒரே

காலகட்டத்தில் வாழ்ந்தவர்கள் என்பதை ஒருவர் எளிதாகப் புரிந்து கொள்ளலாம். முன்னவர் தனது தொடர்பை அகிம்சையைப் பரப்பப் பயன்படுத்தினாலும், பிந்தையவர் தனது தொடர்பை வெறுப்பையும் வன்முறையையும் பரப்பப் பயன்படுத்தினார்.

போரை நிறுத்த வலியுறுத்தி ஹிட்லருக்கு காந்தி கடிதம் எழுதினார் என்பது பலருக்குத் தெரியாது, அந்தக் கடிதத்தின் நகல் கீழே உள்ளது. (படம் 5). வார்த்தைகளைத் தேர்ந்தெடுப்பதில் காந்தியின் பணிவையும் நேர்மையையும் ஒருவர் பாராட்டலாம். மீண்டும், அவர் இந்த நிகழ்வில், உலகம் முழுவதும் அமைதியைக் கொண்டுவருவதற்காக ஒரு கடிதத்தை தனது வெளிப்பாடாக (விசுத்தி சக்கரம்) தேர்ந்தெடுத்தார்.

தொண்டை சக்கரத்துடன் தொடர்புடைய முதல் 3 நோய்கள்:

- தைராய்டு கோளாறுகள் (ஹைப்பர் அல்லது ஹைப்போ தைராய்டு நிலைகள்), தைராய்டு முடிச்சுகள், PCOS (பாலிசிஸ்டிக் ஓவரியன் சிண்ட்ரோம்).
- தொண்டை வலி (குரல், இருமல்), குரல் சோர்வு (பேச்சாளர்கள், பாடகர்கள் போன்றவற்றில் காணப்படும் தொண்டையின் அதிகப்படியான பயன்பாடு).
- செவித்திறன் கோளாறுகள், வெர்டிகோ, பாரோட்ராமா போன்றவை (தொண்டையை நடுத்தர காதுக்கு இணைக்கும் யூஸ்டாசியன் குழாய் வழியாக) வால்சால்வா சூழ்ச்சி, கொட்டாவி, வெஸ்டிபுலர் தெரபி போன்றவற்றால் நிவாரணம் பெறுகிறது.

அனைத்தையும் ஆரோக்கியமான யோகா மற்றும் தியானம் மூலம் தடுக்கலாம்/சரிசெய்யலாம்.

```
                                    As at Wardha
                                    C.P.
                                    India.
                                    23.7.'39.

Dear friend,

      Friends have been urging me to write to you for the sake
of humanity. But I have resisted their request, because of
the feeling that any letter from me would be an impertinence.
Something tells me that I must not calculate and that I must
make my appeal for whatever it may be worth.

      It is quite clear that you are today the one person in
the world who can prevent a  war which may reduce humanity to
the savage state. Must you pay that price for an object
however worthy it may appear to you to be ? Will you listen to
the appeal of one who has seliberately shunned the method of
war not without considerable success? Any way I anticipate
your forgiveneas, if I have erred in writing to you.


Herr Hitler                              I remain,
Berlin
Germany.                             Your sincere friend

                                        M.K.Gandhi
```

படம் 5: காந்தி ஹிட்லருக்கு எழுதிய கடிதம்

அத்தியாயம் 7

அஜ்னா சக்ரா (பார்வை சக்ரா)

(உள்ளுணர்வு vs புத்தி)

"நீங்கள் தேடுவது உங்களுக்குள் உள்ளது."

நிறம் - அடர் நீலம்.
உறுப்பு - ஒளி.
இடம்: 2 புருவங்களுக்கு இடையே நெற்றி.
செயல்பாடு - உள்ளுணர்வு.
சுரப்பி - நுண்ணிய சுரப்பி.
நரம்பு பின்னல் - ஆப்டிக் சியாஸ்மா.
அமைப்பு - தன்னியக்க நரம்பு மண்டலம்.

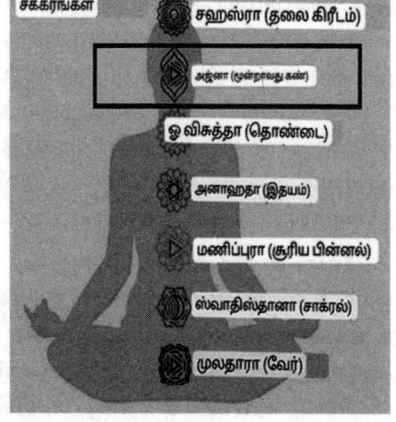

ஆறாவது சக்ரா அல்லது டெலிபதி செய்திகளின் சக்கரம்: உள்ளுணர்வு, கற்பனை, பார்வை.

தலையின் மையத்தில் 2 புருவங்களுக்கு இடையில் உள்ள கண்களின் மட்டத்தில் அஜ்னா சக்ரா உள்ளது. இது பினியல் சுரப்பியின்

இருப்பிடத்துடன் நேரடியாக தொடர்புடையது. அஜ்னா என்றால் உணர்வது என்று பொருள். மகாயோகியான சிவனின் மூன்றாவது கண் என்றும் குறிப்பிடப்படுகிறது. இந்த கண் இயற்பியல் உலகத்திற்கு அப்பாற்பட்ட அனைத்தையும் பார்க்கிறது மற்றும் நமது எண்ணங்கள், நினைவகம் மற்றும் கற்பனைக்கு நுண்ணறிவை சேர்க்கிறது.

அதனால்தான் இந்த சக்கரம் 2 இதழ்களை மட்டுமே கொண்டுள்ளது வெளிப்படைத்தன்மை மற்றும் வெளிப்படுத்தப்படாதது மற்றும் இடா மற்றும் பிங்கலா இணையும் பகுதியில் உள்ளது (இடது மூளை மற்றும் வலது மூளை).

நமது வெளி உலகத்தை நாம் பார்க்கும் விதம் நமது கண் பார்வையைப் பொறுத்தது, ஆனால் நாம் பார்ப்பதற்கு அப்பால் நம்மைச் சுற்றியுள்ள விஷயங்களை நாம் எப்படி விளக்குகிறோம், எப்படி உணர்கிறோம். இது அஜ்னா சக்ரா. இது ஆராஸ், உள்ளுணர்வு மற்றும் குடல் உணர்வுகளுக்கான சக்கரம். கீழே உள்ள அனைத்து சக்கரங்களும் உடலில் உள்ளன, மேல் 2 சக்கரங்கள் தலையில் அமைந்துள்ளன. அதாவது இது அதிக மன நிகழ்வு மற்றும் குறைவான உடல் நிகழ்வு தொடர்பானது.

பினியல் சுரப்பி என்பது 2 பெருமூளை அரைக்கோளங்களுக்கு இடையில் தலையின் மையத்தில் 10 மிமீ X 6 மிமீ சுரப்பி வடிவிலான ஒரு சிறிய கூம்பு ஆகும். இங்குதான் மெலடோனின் உடலில் உற்பத்தி செய்யப்படுகிறது, இது தூக்க விழிப்பு சுழற்சியை ஒழுங்குபடுத்துகிறது, இரவில் வெளியிடப்படும் ஹார்மோன்களைக் கட்டுப்படுத்துகிறது. மெலடோனின் மன அழுத்தத்தை குறைக்கிறது மற்றும் வயதான செயல்முறையை மெதுவாக்குகிறது. வயதுக்கு ஏற்ப மெலடோனின் அளவும் குறைகிறது. மனச்சோர்வில் குறைந்த நிலைகளும், பித்து நிலைகளில் அதிக அளவுகளும் காணப்படுகின்றன.

வேறு வார்த்தைகளில் கூறுவதானால், பினியல் சுரப்பி மிகவும் ஒளி உணர்திறன் உறுப்பு. நீங்கள் படுக்கைக்குச் சென்ற பிறகு உங்கள் அறையின் விளக்குகளை மங்கச் செய்தால், இது சூரியன் மறைந்துவிட்டது என்று கருதுவதால், மெலடோனின் உற்பத்தி செய்ய பினியல் சுரப்பி சமிக்ஞை செய்கிறது. மக்கள் பயணம் செய்யும் போது ஜெட் லேக் ஏன் என்பதை இது விளக்குகிறது. உள்ளூர் நேரங்களின்படி மெலடோனின் உற்பத்தியைத் தொடங்குவதற்கு முன், அவர்களின் மெலடோனின் அளவுகள் புதிய நேர மண்டலத்திற்குச் சரிசெய்யப்படுவதற்கு சில நாட்கள் ஆகும். இது நம் உடலில்

சர்க்காடியன் தாளத்தை பராமரிக்க ஒரு முக்கியமான சுரப்பி. (24 மணி நேர பகல் தூக்கம் விழித்திருக்கும் சுழற்சி).

எல்.எஸ்.டி போன்ற சில சைக்கோட்ரோபிக் மருந்துகள் நம் உடலில் மெலடோனின் அளவை அதிகரித்து கனவு நிலைகளை உருவாக்குகின்றன. இப்போதெல்லாம் மெலடோனின் தூக்க உதவியாக பரவலாகப் பயன்படுத்தப்படுகிறது, மேலும் இது மெலடோனின் என்ற அசல் பெயரில் விற்கப்படுகிறது. இதுவரை விவாதிக்கப்பட்ட அனைத்து கூறுகளிலும் ஒளி வேகமாக பயணிக்கிறது. விசுத்தி சக்கரத்தின் ஒலி உட்பட. ஒளியும் ஒரு மின்காந்த ஆற்றல்தான். நிறம் என்பது ஒளியை நாம் உணரும் வடிவம். மஞ்சள் ஆரஞ்சு சிவப்பு போன்ற சூடான நிறங்கள் இலகுவான நிறங்களுடன் ஒப்பிடும்போது குறைந்த அதிர்வெண் கொண்டவை.

வண்ணங்களை குணப்படுத்தும் பண்புகள் பற்றி பல்வேறு கோட்பாடுகள் ஆவணப்படுத்தப்பட்டுள்ளன. உதாரணமாக - சூரிய ஒளி பிரகாசமானது மற்றும் குளிர் நாடுகளில் சோகம் அல்லது மனச்சோர்வைக் குணப்படுத்தும். இதேபோல், முன்கூட்டிய குழந்தைகளில் இன்றும் குழந்தை மஞ்சள் காமாலை சிகிச்சையில் நீல ஒளி ஒளிக்கதிர் சிகிச்சை பயன்படுத்தப்படுகிறது. (படம் 6). சியாட்டிகா, அரிக்கும் தோலழற்சி மற்றும் அழற்சியின் நிவாரணத்திற்காக நீல விளக்கு பயன்படுத்தப்படுகிறது.

இதேபோல், சக்கரங்கள் மிகக் குறைந்த அதிர்வெண்ணில் இருந்து தொடங்குகின்றன, அதற்குக் கீழே மூலாதாரத்தில் சிவப்பு முதல் சஹஸ்ராரத்தில் ஊதா வரை இருக்கும். மேலும், வானவில்லின் நிறங்களும் நிமோனிக் VIBGYOR (மேல் சக்கரம் முதல் கீழ் சக்கரம்) படி நமது சக்கரங்களின் அதே வரிசையில் அமைக்கப்பட்டிருப்பதில் ஆச்சரியப்பட வேண்டியதில்லை. வயலட் என்பது சஹஸ்ராரத்தின் மேல் நிறமாகும், மேலும் கீழே பெரும்பாலானவை மூலதாரா அல்லது சிவப்பு நிறமாகும்.

நமது ஆற்றலைப் பாராட்டும் வண்ணங்களை நாம் தேர்வு செய்யலாம். மணிப்பூரா சக்கரத்தில் நாம் தொடர்ந்து குறைவாகவோ அல்லது சமநிலையற்றவர்களாகவோ இருப்பதாக உணர்ந்தால், மஞ்சள் அணிவது உதவும். சன்யாசிகள் ஏன் குங்குமப்பூ அல்லது ஆரஞ்சு நிறத்தை அணிகிறார்கள், ஏனெனில் அவர்கள் பிரம்மச்சரியத்தை தேர்வு செய்கிறார்கள் மற்றும் ஸ்வாதிஷ்டான சக்கரத்தின் கட்டுப்பாட்டை அடைவது என்பது ஆரஞ்சு நிறத்துடன் தொடர்புகொள்வதைக் குறிக்கிறது.

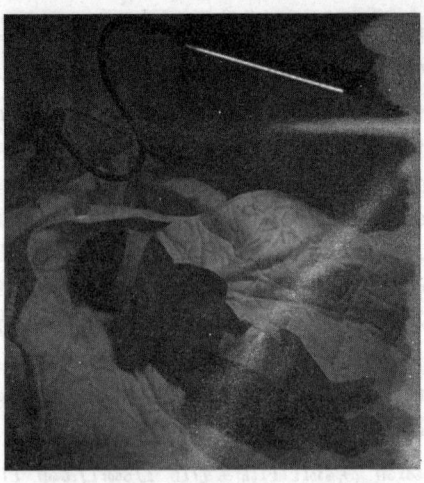

படம் 6: குழந்தை மஞ்சள் காமாலைக்கான ஒளி சிகிச்சை

நமது நினைவாற்றல், எண்ணங்கள் மற்றும் கற்பனைகளில் 90 சதவிகிதம் மற்ற உணர்வு உறுப்புகளை விட நம் கண்களில் இருந்து வருகிறது என்று நம்பப்படுகிறது. உண்மையில் பார்ப்பது கண்கள் அல்ல நம் மனம். நமது கண்கள் வெளி உலகத்திலிருந்து நமது உள் உலகத்திற்கு தகவல்களைப் படியெடுக்கும் குவிய லென்ஸ்கள் போன்றவை. நம்மைச் சுற்றி நாம் உணரும் விஷயம் அல்ல, வெளிச்சம் என்பதை நாம் நினைவில் கொள்ள வேண்டும். உதாரணமாக - திடீரென்று மின்வெட்டு ஏற்பட்டால், நம்மைச் சுற்றி எதுவும் தெரிவதில்லை. அப்படியென்றால் நம்மைச் சுற்றி எந்தப் பொருட்களும் இல்லை என்று அர்த்தமா? இல்லை, அவை இன்னும் முன்பு இருந்த அதே இடத்தில் அமைந்துள்ளன, ஆனால் வெளிச்சம் இல்லாததால் அவற்றைப் பார்க்க முடியவில்லை. பின்னர் நாம் உடனடியாக மற்றொரு வகையான புலன்களைப் பயன்படுத்தத் தொடங்குகிறோம் - நம்மைச் சுற்றியுள்ள பொருட்களை உணர நம் கைகள்.

"தெளிவாகப் பார்க்க, நீங்கள் படத்தின் நடுவில் இருப்பதை நிறுத்த வேண்டும்" -ஸ்ரீ அரவிந்தர். ஆறாவது சக்கரத்தின் மிக முக்கியமான அம்சம் மனநல திறன்களை வளர்ப்பது அல்லது தெளிவுபடுத்துதல் அல்லது தெளிவாகப் பார்ப்பது ஆகும். நமக்குள் எவ்வளவு தெளிவு இருக்கிறதோ, அவ்வளவு சிறப்பாக நம்மைச் சுற்றியுள்ள உலகின் நுட்பமான பண்புகளைக் காண முடியும். நான் டாக்டராகப் பணிபுரிந்தபோது, நான் எழுதத் துணியவில்லை அல்லது எதிர்காலத்தில் புத்தகம் எழுத வேண்டும் என்று நினைத்ததில்லை.

ஆனால் என் தெளிவு மேம்பட, என்னைச் சுற்றியுள்ள விஷயங்களைப் புரிந்துகொள்ளத் தொடங்கியபோது, நான் ஏன் எழுத வேண்டும் என்பது தெளிவாகத் தெரிந்தது.

சாதாரணத்திற்கு வெளியே எதையாவது பார்க்க முடியும் என்று சிலர் நம்புகிறார்கள், அதாவது அவர்கள் உண்மையில் பார்க்காத அல்லது சொல்லப்படாத ஒன்றை. அந்த தகவலுக்கு எந்த உத்திரவாதமும் இல்லை, அல்லது அணுகுவதற்கு எந்த அனுமதியும் தேவை இல்லை. இன்னும் அவர்கள் தரும் விளக்கங்கள் அசாதாரணமானதாகவும் உண்மையானதாகவும் தோன்றலாம். உதாரணமாக- நான் 3 அற்புதமான குழந்தைகளுடன் ஆசீர்வதிக்கப்பட்டேன் என்று நான் எப்போதும் நம்பினேன்.

அவர்களின் எதிர்காலத்தை நான் எட்டிப்பார்க்கும் போதெல்லாம் சந்தோஷம், ஞானம் மற்றும் மகிழ்ச்சியை மிகுதியாகக் கண்டேன். நான் எப்போதும் என் கணவரிடம் மிகுந்த நம்பிக்கையுடன் சொன்னேன்- "நமது குழந்தைகளைப் பற்றியோ அவர்களின் எதிர்காலத்தைப் பற்றியோ நான் ஒருபோதும் கவலைப்படுவதில்லை. அவர்கள் எங்கிருந்தாலும் அல்லது அவர்கள் தேர்ந்தெடுத்த தொழில் பாதைகள் எதுவாக இருந்தாலும் சிறப்பாகச் செயல்படுவார்கள். அவர்கள் ஒவ்வொருவரும் தங்கள் துணையையோ அல்லது மனைவி/ கணவன் கண்டுபிடித்து நம்மிடமிருந்து எதையாவது பெற்றாலும் இல்லாவிட்டாலும் வெற்றியின் ஏணியில் ஏறுவார்கள்".

என் கணவர் இதைக் கேட்டு நன்றாக உணர்ந்தார், ஆனால் எனக்கு இந்த நம்பிக்கை எங்கிருந்து எப்படி வந்தது என்று புரியவில்லை. அவர் அதை முழுவதுமாக நம்பலாம், ஆனாலும் என்னால் எப்படி இந்தத் தகவலை இவ்வளவு துல்லியமாக அணுக முடிகிறது என்று அவருக்குத் தெரியவில்லை. எனது எதிர்காலத்திலிருந்து நான் பெற்ற இந்தத் தகவலின் காரணமாக, எனது குழந்தையின் மதிப்பெண்களைப் பற்றியோ அல்லது ஏதாவது ஒன்றில் அவர்கள் சிறந்து விளங்க இயலாமையைப் பற்றியோ நான் கவலைப்படவில்லை. ஹெலிகாப்டர் அம்மாக்கள் என்று அழைக்கப்படுபவர்களுக்கு நான் எப்போதும் பரிதாபப்படுகிறேன், அவர்கள் தங்கள் குழந்தைகளின் எதிர்காலத்தைப் பற்றி அதிகம் கவலைப்படுகிறார்கள், அதனால் அவர்கள் தங்கள் குழந்தைகளின் வாழ்க்கையைத் திணறுகிறார்கள், மேலும் சிலர் என்னிடம் ஆலோசனைக்காக வருகிறார்கள்.

வேறு வார்த்தைகளில் கூறுவதானால், ஆறாவது சக்கரத்தின் வழியாக, நாம் நேரத்தை கடக்க ஆரம்பிக்கிறோம். அப்படியானால்,

அனைவருக்கும் இருக்கும் விஷயங்களைப் பார்க்கவோ அல்லது இந்த தகவலை அணுகவோ சிலர் ஏன் தவறிவிடுகிறார்கள்? நீங்கள் உங்கள் டிராயரில் எதையாவது தீவிரமாகத் தேடிக்கொண்டிருந்த நேரங்களை நினைத்துப் பாருங்கள் மற்றும் அதை சரியாகப் பார்த்தும் இன்னும் அதைக் கண்டுபிடிக்க முடியவில்லை. தெளிவுத்திறனின் வளர்ச்சி அது போன்றது, அதாவது இது சரியான நினைவகக் குறியீட்டைக் கண்டறியும் செயல்முறையாகும். எனவே விஷயங்களைப் பார்ப்பது அல்லது காட்சிப்படுத்துவது பெரும்பாலும் சரியான கேள்விகளைக் கேட்பது மற்றும் சரியான இடத்தில் வைப்பதன் மூலம் அவற்றைக் காட்சிப்படுத்துவதைப் பொறுத்தது.

இது வேத ஜோதிடம், டாரட் கார்டுகள், கைரேகை போன்றவற்றில் பயன்படுத்தப்படும் ஞானமாகும், அதனால்தான் அவர்கள் நம்புவதற்கு கடினமாக இருந்தாலும் கூட, மக்கள் தங்கள் எதிர்காலத்தை அறிய இந்த நிபுணர்களிடம் பெரும் தொகையை செலுத்துகிறார்கள். இது திறந்த மனதுடன் பயிற்சி, பொறுமை மற்றும் தியானத்துடன் வருகிறது. இது ஒரு சுட்டியை உருவாக்குகிறது மற்றும் ஒருவரை ஆழமாக பார்க்க அனுமதிக்கிறது, பின்னர் அது அங்கே இருக்கிறது. எதிர்காலம் மற்றும் நிகழ்காலம் அனைத்தும் சரியான நேரத்தில் நீங்கள் அணுகுவதற்கு ஒரு புத்தகம் போல் திறக்கப்பட்டுள்ளது.

மீண்டும், சமூக ஊடகங்கள், கவனச்சிதறல்கள், தொழில்நுட்பம் போன்ற சத்தங்கள் நிறைந்த உலகில் இதுபோன்ற தெளிவைக் காண்பது சாத்தியமில்லை, உங்கள் எண்ணங்கள் உங்கள் செயல்களுடன் முழுமையாகச் சீரமைக்கப்படாவிட்டால், இந்த டெலிபதிச் செய்திகளைச் சரிபார்க்க கடினமாகச் செய்தாலும், அத்தகைய தெளிவைக் காண முடியாது. தீர்ப்பு இல்லாமல் நீங்கள் ஏற்கனவே பார்ப்பதை கவனிக்க கற்றுக்கொள்வதன் மூலம் இந்த செயல்முறை தொடங்குகிறது.

முறையான சரிபார்ப்புக்கான சிறந்த வழி கேட்பது. நாம் எவ்வளவு அதிகமாகக் கேட்கிறோமோ, அவ்வளவு அதிகமாக நமது திறன்களைப் பற்றி அறிந்துகொள்வதுடன், உடல் மற்றும் காட்சித் தூண்டுதல்களால் தாக்கப்பட்ட இந்த உலகில் நமது உள்ளுணர்வை வளர்க்கத் தொடங்குகிறோம்.

தவறாக இருப்பது சரி என்பதையும் உணருங்கள். இதன் பொருள் நீங்கள் பார்க்கும் திறன்களை செம்மைப்படுத்த வேண்டும் மற்றும் அந்த புறநிலை தகவலை ஆழமாக தேட வேண்டும். தியானம், காட்சிப்படுத்தல் மற்றும் பயிற்சியின் மூலம் நாம் பார்ப்பதில் உள்ள

நுட்பமான வேறுபாடுகளையும், அந்த எண்ணற்ற சாத்தியக்கூறுகளை எவ்வாறு விளக்குகிறோம் என்பதையும் உணரும் திறன்களை வளர்த்துக் கொள்ளலாம்.

எனது சமீபத்திய இந்தியப் பயணத்தின் போது எனது உள்ளுணர்வு (அஜ்னா) சக்கரத்தின் அனுபவங்கள்.

நான் இந்தியப் பயணத்தைத் தொடங்குவதற்கு முன்பே, இந்தப் பயணத்தில் குறிப்பிடத்தக்க ஒன்று நிகழப் போகிறது என்ற வலுவான உள்ளுணர்வு எனக்கு இருந்தது. இந்த பயணத்தின் போது நான் கலந்து கொள்ள 2 திருமணங்கள் இருந்தன, ஒவ்வொரு திருமணமும் 2 வார இடைவெளியில் இருந்தன, இரண்டும் சென்னை (தென்னிந்தியாவில்) என்ற நகரத்தில் நடக்க திட்டமிடப்பட்டது. சரியாக அந்த 2 வாரங்களுக்கு இந்தியாவுக்கான டிக்கெட்டுகளை முன்பதிவு செய்திருந்தேன். 2 திருமணங்களுக்கு இடையில், நான் ஒரு இறுதி சடங்கில் கலந்து கொள்ளப் போகிறேன் என்ற உள்ளுணர்வு எனக்கு இருந்தது, இது மிகவும் குறிப்பிடத்தக்க ஒன்றாகும். அந்த நேரத்தில் என் அம்மா உடல்நிலை சரியில்லாமல், புற்றுநோயால் படுக்கையில் இருந்தார். என் கணவரின் பாட்டிக்கு 99 வயதாகிறது, அவர் கீழே விழுந்து படுத்த படுக்கையாக இருந்தார். அதனால், இருவருக்காகவும் நான் மிகவும் கவலைப்பட்டேன். நான் இந்தியாவில் இறங்கியவுடன், இருவரையும் சென்று பார்க்க முடிவு செய்தேன். இருவரும் நன்றாக தோன்றினர், மேலும் ஒரு மருத்துவராக என்னால் அவர்கள் எந்த வடிவத்திலும் அல்லது விதத்திலும் ஒரு அடி கல்லறையில் இல்லை என்று சொல்ல முடியும்.

முதல் திருமணத்தில் கலந்து கொண்டு 3 நாட்களுக்குள், பக்கத்து நகரமான பெங்களூருக்கு (நான் பிறந்த ஊர்) செல்லும் போது, எனது நண்பரின் தந்தை (அவரும் பெங்களூரில் வசிக்கும் மருத்துவர் மற்றும் யோகி) திடீரென இறந்துவிட்டார் என்ற செய்தியைக் கேள்விப்பட்டேன். யோகா பயிற்சி செய்யும் போது. இது மாரடைப்பு என்று எல்லோரும் நம்பினாலும், நான் அவரை (நான் அவரை மாமா என்று அன்புடன் அழைப்பேன்) 20 ஆண்டுகளுக்கும் மேலாக அறிந்தேன், மேலும் அவர் மருத்துவராக ஆவதற்கு எனது முதல் குழந்தை பருவ உத்வேகமாக இருந்தார். எனவே, அவருக்கு மாரடைப்பு அல்லது உடல்நலப் பிரச்சனை எதுவும் இல்லை என்று நான் நம்பவில்லை.

அவர் எந்த மாத்திரையும் சாப்பிடவில்லை, எந்தவித அறுவை சிகிச்சையும் செய்யவில்லை, அவருடைய மரணம் திட்டமிடப்பட்ட நாளுக்கு முந்தைய நாள் கூட வேலை செய்து கொண்டிருந்தார்.

மாமாவின் இறுதிச் சடங்குகளுக்காக நான் அவரது வீட்டிற்குச் சென்றபோது, அவர் வழக்கமாக காலை 6-7 மணி வரை யோகா செய்வதாகவும், அவரது அறையில் ஷவாசனாபோஸில் (பிணதோரணை) காணப்படுவதாகவும் அவரது மனைவியிடம் கேள்விப்பட்டேன். அவரது மனைவி அறைக்குள் நுழைந்தபோது (அவர் வழக்கமான நேரத்தில் வெளியே வராததால்), எல்லா விஷயங்களும் அவரைச் சுற்றி இன்னும் நேர்த்தியாக வைக்கப்பட்டிருப்பதைக் கண்டாள், மேலும் துன்பம் அல்லது குழப்பத்தின் அறிகுறி எதுவும் இல்லை. அவர் யோகா தாளில் படுத்திருந்தார் (அவர் பொதுவாக ஆசனங்களுக்குப் பயன்படுத்தினார்). அவர் எப்போதும் தனது உள்ளாடையுடன் ஆசனம் செய்வதால் அவரது ஆடைகள் அவருக்கு அருகில் உள்ள நாற்காலியில் அழகாக மடிக்கப்பட்டிருந்தன. அவரது தொலைபேசி வழக்கமான இடத்தில் இருந்தது மற்றும் அவரது உடலில் எங்கும் விழுந்த காயம் அல்லது காயங்கள் எதுவும் இல்லை. அவர் தனக்குத்தானே சிறுநீர் கழிக்கவோ அல்லது மலம் கழிக்கவோ இல்லை, மேலும் அவர் தனது முஷ்டியையோ அல்லது மார்பையோ அழுத்தவில்லை, நாக்கைக் கடிக்கவில்லை.

ராஜயோகத்தில் மிக உயர்ந்த தியான நிலையான சமாதியை மாமா அடைந்துவிட்டார் என்பதை நான் உடனடியாக அறிந்தேன். நான் பாதி உலகம் முழுவதும் பயணம் செய்வதற்கு முன்பே அவர் என்னுடன் தொடர்பு கொள்ள முயன்றது இதுதான். பல காரணங்களுக்காக நான் இந்த நிலையைப் பார்க்க விரும்பினார்.

இந்த டெலிபதி செய்தி எனக்கு ஏன் தெரிவிக்கப்பட்டது? மாமாவின் சமாதியைக் காண நான் ஏன் அமெரிக்காவிலிருந்து இந்தியாவிற்கு அழைத்து வரப்பட்டேன்? (மாரடைப்பினால் ஏற்பட்ட மரணம் மரணத்திற்குக் காரணம் என்று அவரது இறப்புச் சான்றிதழில் குறிப்பிடப்பட்டுள்ளது).

இந்தத் தொடர்பு ஏற்படுவதற்கு பல காரணங்கள் இருந்தன:

காரணம் 1 - சமாதி என்றால் என்ன?

மனம், உடல் மற்றும் தியானத்தின் பொருள் (இந்த விஷயத்தில் மாமா) ஒன்றாக இணையும்போது சமாதி என்பது ஆன்மீக அறிவொளியின் மிக உயர்ந்த ஒளியாகும். முதலாவதாக, மாமா போன்ற ஒரு யோகி, தினமும் தனது சாதனாவை (தினசரி ஆன்மீக நடைமுறைகள்) கடைப்பிடிக்கிறார், அவர் எப்போது இறக்கத் தயாராக இருக்கிறார் அல்லது பௌதிக உலகில் இருந்து வெளியேறத் தயாராக இருக்கிறார் என்பது நன்றாகத் தெரியும்.

வரலாற்று ரீதியாக ராமகிருஷ்ண பரமஹம்சர், சுவாமி விவேகானந்தர் அல்லது ஸ்ரீ ரமண மகரிஷி போன்ற மகான்கள் சமாதி நிலைக்குச் செல்லும்போது அவர்கள் பொதுவாக யாரிடமாவது நம்பிக்கை வைப்பார்கள். ஊடகங்களில் பிரபலம் அடைவதற்காகவோ அல்லது செய்திகளை பரப்புவதற்காகவோ அல்ல மாறாக பின்தங்கியிருக்கும் தங்கள் அன்புக்குரியவர்களுக்கு நம்பிக்கை கொடுப்பதற்காக.

நான் யோகாவில் தீவிர நம்பிக்கை உள்ளவள் என்பதையும், எனது வீடியோக்களைப் பார்த்திருக்கிறேன் என்பதையும், அவருடைய மகள் எனது மாணவர்களில் ஒருவராக இருப்பதையும் மாமா தனது மகள் மூலம் அறிந்திருந்தார். டெலிபதி மூலம் என்னுடன் தொடர்புகொள்வதன் மூலம், அவருக்கு மிகவும் தேவையான மூடுதலை என்னால் கொண்டு வர முடியும் என்பதை அவர் உணர முடிந்தது. அவர் தனது மகளையும் மனைவியையும் சமாதானப்படுத்த என்னைத் தேடிக்கொண்டிருந்தார், மேலும் அவர் செய்ததைப் போன்ற விஷயங்களை உணர்ந்த என்னைப் போன்ற ஒரு யோகினியை அவர் நம்பலாம் என்று அவருக்குத் தெரியும். மேலும், ஒரு உண்மையான யோகி எப்படி இந்த உலகத்திற்கு வந்தானோ அதே வழியில் அவனுடைய உடல் வெளியேறியது, அதாவது அவனுடைய உடலில் உடைகள், நகைகள் அல்லது விலையுயர்ந்த எதுவும் இல்லை (ஒரு கடிகாரம் கூட இல்லை) நம் அனைவருக்கும் வெளியேறுவதற்கான முன்மாதிரியான வழியைக் காட்டுகிறது. நாம் வெளியேறும் போது இந்த ஜட உலகத்திலிருந்து எதையும் எடுத்துச் செல்வதில்லை என்ற உண்மையை மீண்டும் வலியுறுத்துகிறோம்.

காரணம் 2 - நிகழும் நிலை மற்றும் நேரம் என்றால் என்ன?

குளிர்சாதனப் பெட்டிக்குள் அந்த நிலையில் மாமாவைப் பார்த்தபோது, அவர் முகத்தில் இந்த விசித்திரமான ஆறுதல். ஒரு மருத்துவராக நான் அமெரிக்க மருத்துவமனைகளில் பணிபுரியும் போது நூற்றுக்கணக்கானவர்களை இறந்துவிட்டதாகக் கண்டேன், ஆனால் அவரது முகத்தில் ஒரு தனித்துவமான பளபளப்பு மற்றும் தேஜஸ் (பிரகாசம்) இருந்தது. பொதுவாக இறந்து போனவர்கள், முழுவதும் நீலநிறம் மற்றும் முகத்தின் தோல் சுருக்கம்/வெளிர் நிறமாக தோன்றும் மற்றும் நெற்றி மற்றும் கன்னங்கள் மற்றும் கன்னம் ஆகியவற்றில் கவலை கோடுகள் அல்லது சுருக்கங்கள் இயல்பை விட அதிகமாக இருக்கும். மாமாவிடம் அப்படி எந்த மாற்றமும் இல்லை.

அது நிகழ்ந்த நேரம் துல்லியமாக 2 மாதங்களுக்கு முன்பு நான் கற்பனை செய்ததைப் போன்றது. அதற்கு முன் அவர் இறந்திருந்தால் அல்லது அதற்குப் பிறகு நான் சென்னையில் பக்கத்து நகரத்தில்

திருமணங்களில் பிஸியாக இருந்திருப்பேன், மேலும் இந்தியாவில் நான் தங்குவது 2 வாரங்கள் மட்டுமே திட்டமிடப்பட்டதால், இறுதிச் சடங்குகளை நான் எளிதாக தவறவிட்டிருப்பேன். நான் பெங்களூரில் இருந்த அந்த 5 நாட்களின் இடைவெளியில் மாமா சமாதிக்குள் நுழைய வேண்டியதாயிற்று. இந்தச் சம்பவத்திற்குப் பிறகு பல நாட்களாக நான் மிகவும் மனவேதனை அடைந்தேன், மேலும் அவருடைய சமாதியைக் காண அவரால் ஆசீர்வதிக்கப்பட்டதாகவும் தேர்ந்தெடுக்கப்பட்டதாகவும் உணர்ந்தேன்.

காரணம் 3 - கடைசியாக எனக்கு என்ன பயன்?

நான் ராஜ யோகத்தில் (சுய ஒழுக்கத்திற்கான பாதை) பெரிய நம்பிக்கை உடையவள் மற்றும் மாமா ஒரு கர்ம யோகி (தன்னலமற்ற செயலுக்கான பாதை). ராஜ யோகாவில் 8 உறுப்புகள் உள்ளன - யமங்கள், நியமங்கள், ஆசனங்கள், பிராணாயாமம், பிரத்யாஹார, தாரணை, தயை மற்றும் சமாதி. ராஜயோகத்தில் சமாதி என்பது தியான நிலையின் மிக உயர்ந்த வடிவம். ஒரு யோகியாக, என்னைப் போன்றவர்கள் ஒருபோதும் சமாதி அடைய முடியாது என்று நான் எப்போதும் நம்பினேன். என் வகுப்புகளில் கூட, ஒரு பிரபலமான சுவாமி அல்லது குருவாக இருக்கும் வரை, என்னைப் போன்ற ஒருவர் சமாதியை இலக்காகக் கொள்வது சாத்தியமில்லை என்று கூறுவேன். ஆனால் மாமா என்னை தவறாக நிரூபிக்க விரும்பினார்.

அவர் என்னை தவறாக நிரூபித்தார், நான் எனது நடைமுறைகளில் என்னை நம்ப வைத்தது மற்றும் அவரது சமாதி நிலையை நேரில் பார்க்க வைத்தது மற்றும் இது அஜ்னா சக்ரா எவ்வாறு செயல்படுகிறது என்பதற்கான அற்புதமான நிகழ்வு. தன்னைப் போன்ற ஒரு எளியவர் தனது கர்மாவைப் பின்பற்றி அல்லது தன்னலமற்ற செயலின் மூலம் எவ்வாறு சமாதி நிலையை அடைந்தார் என்பதை நான் பார்க்க வேண்டும் என்று அவர் விரும்பினார். இப்போது மாமாவின் சமாதி நிலையைப் பார்த்த பிறகு, எனது நடைமுறைகளில் எனக்கு மிகுந்த நம்பிக்கை ஏற்பட்டது. எனக்கு நேரம் வரும்போது நான் சமாதி அடைய முடியும் என்று எனக்குத் தெரியும்.

நான் சாதிக்க வேண்டியது நிறைய இருக்கிறது என்பதும் எனக்கு தெரியும். எனது வகுப்புகள், பாட்காஸ்ட்கள், வீடியோக்கள், ஆலோசனைகள், புத்தகங்கள் போன்றவற்றின் மூலம் நான் இறப்பதற்கு முன் குறைந்தது ஒரு மில்லியன் உயிர்களைத் தொட வேண்டும் என்பதே எனது குறிக்கோள். சக யோகிகள் தொடர்பு கொள்ளும் டெலிபதி இதுவாகும். இது மிகவும் ஆழமானது, இன்னும் பல

முக்கியமான செய்திகளை சம்பந்தப்பட்டவர்களுக்கும் அவரைச் சுற்றியுள்ளவர்களுக்கும் எனக்கும் தெரிவிக்கிறது.

கர்ம யோகம், ராஜ யோகம், ஞான யோகா அல்லது பக்தி யோகம் என யோகத்தின் பல்வேறு பாதைகள் அனைத்தும் இறுதியில் சமாதியை நோக்கி மட்டுமே நம்மை அழைத்துச் செல்கிறது. மகரிஷிகள், சன்யாசிகள், துறவிகள் மற்றும் சாதுக்கள் சமாதி அடைந்தபோது ஆயிரக்கணக்கான ஆண்டுகளாக இருந்த உத்வேகம் இன்றும் உள்ளது என்பது நாம் அனைவரும் புரிந்து கொள்ள வேண்டிய மிக முக்கியமான விஷயம். அவர்களால் அதை அடைய முடியும் என்றால் நீங்களும் நானும் அடையலாம். அதுவே இந்த பிரபஞ்சத்தின் இயற்பியல் தன்மையிலிருந்து வெளியேற மிக இயற்கையான வழியாகும். அந்த சாதுக்கள், சன்யாசிகள் மற்றும் துறவிகள் விசித்திரமான மனிதர்கள் அல்ல. நாம் ஒவ்வொருவரும் சமாதி அடைவது சாத்தியம் மட்டுமல்ல, அது ஒவ்வொரு மனிதனின் குறிக்கோளாகவும் இருக்க வேண்டும்.

உண்மையில், சமாதி அடைவதே நமது மதத்தின் (சனாதன தர்மத்தின்) ஒரே நோக்கம் என்று சுவாமி விவேகானந்தர் கூறுகிறார். மனிதனுக்கு வாழ்க்கையை எப்படி நடத்துவது மற்றும் இந்த பௌதிக உலகத்திலிருந்து வெளியேறுவது எப்படி என்று கற்பிப்பது வேதாந்த தத்துவத்தின் ஒரே நோக்கம். ஆனால் பெரும்பாலும் மக்கள் நாம் தீவிர சடங்குகள், சமூக அந்தஸ்து, பணம் மற்றும் சொத்து வாங்குதல், அரசியல் செல்வாக்கு மற்றும் ஜாதி/இன அமைப்பு போன்ற தேவையற்ற விஷயங்களில் ஈடுபடுகிறோம், இறுதியில் நாம் விரும்புவது கிடைக்காதபோது கடவுளைக் குறை கூறுகிறோம்.

அனைத்து யோகா புத்தகங்கள் மற்றும் பண்டைய வேதங்கள் இறுதி வெளியேறுவதற்கான சாலை வரைபடங்கள் போன்றவை. நாம் பாதுகாப்பாக அங்கு சென்று பயிற்சி செய்யும் வரை உண்மையான இடம் எப்படி இருக்கும் என்பதை அறிய முடியாது. நாம் பிறந்த நாளே மரணம் தீர்மானிக்கப்படுகிறது. ஆனால் இறக்கும் விதத்தை நாம்தான் தீர்மானிக்க முடியும்.

அத்தியாயம் 8

சஹஸ்ராரா சக்ரா (கிரீடம் சக்ரா)

(மரணம் மற்றும் தெய்வீகம்)

"யாருக்கு அதிகம் கொடுக்கப்படுகிறதோ, அதிகம் எதிர்பார்க்கப்படுகிறது."

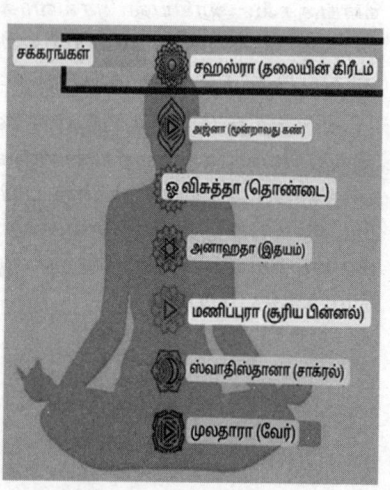

நிறம் - ஊதா.

உறுப்பு - சிந்தனை.

இடம் - தலையின் மேல்

பகுதி செயல்பாடு உணர்வு.

சுரப்பி - பிட்யூட்டரி.

நரம்பு பின்னல் – பெருமூளை அரைக்கோளங்கள்.

அமைப்பு - மத்திய நரம்பு மண்டலம்.

சஹஸ்ராரா சக்ரா: சஹஸ்ராரா என்றால் சமஸ்கிருதத்தில் ஆயிரம் மடங்கு என்று பொருள்.

இது நனவின் மிக உயர்ந்த புள்ளி, பிரபஞ்ச உணர்தலின் மிக ஆழமான இருக்கை & வாழ்க்கையின் ஆளும் கொள்கையை பிரதிபலிக்கிறது. நம் எல்லாச் செயல்களுக்கும் சிந்தித்து, காரணங்களைச் சொல்லி, வடிவம் கொடுக்கும் வியாபித்திருக்கும் உணர்வு.

நம் அனைவரிடத்திலும் இருக்கும் தெய்வீகத்தை நம்மில் ஒரு சிலரால் மட்டுமே உணரமுடிகிறது. உணர்வற்றவர்களுக்கு அது உடல். உணர்வுள்ளவர்களுக்கு அது புத்தி மற்றும் மேலோட்டமானவர்களுக்கு இது தெய்வீகத்தின் விழிப்புணர்வு.

இது அறிவதற்கான சக்கரம். (உச்ச உணர்வு) (மரணம் *vs* தெய்வீகம்).

அஜ்னா பார்ப்பதற்கான சக்கரம் (உள்ளுணர்வு *vs* புத்தி)

விஷுத்தி என்பது பேசுவதற்கான சக்கரம் (காமெடி *vs* சோகம்)

அனாஹதா என்பது அன்பிற்கான சக்கரம் (சுய அன்பு மற்றும் சுய பரிதாபம்)

மணிப்புரா செய்வது சக்கரம் (உற்சாகம் மற்றும் சலிப்பு)

ஸ்வாதிஸ்தானா என்பது உணர்வுக்கான சக்கரம் (உச்சம் மற்றும் மரணம்)

முலாதாரா என்பது கொண்டிருப்பதற்காக சக்கரம் (உடைமை மற்றும் வெளியீடு)

கிரீடம் சக்ரா மூலம் நாம் எல்லையற்ற தகவலை அடைந்து, அங்கீகாரம் மற்றும் வெளிப்பாட்டிற்காக மற்ற சக்கரங்கள் மூலம் அதை இயக்குகிறோம். இங்குதான் மனம் உணர்வு நாடகத்திற்கான மேடையாகிறது. நகைச்சுவை அல்லது சோகம், உற்சாகம் அல்லது சலிப்பு, சுய அன்பு அல்லது சுய பரிதாபம் ஆகியவற்றை நம் மனம் கொண்டு வரலாம். இந்த எண்ணங்களின் விளையாட்டைப் பார்ப்பதன் மூலம், நம் மனம் அனுபவங்களை அர்த்தமாக ஒருங்கிணைத்து, நமது நம்பிக்கை அமைப்பை உருவாக்குகிறது.

எனவே நமது மூளை விழிப்புணர்வின் கருவியாக செயல்படுகிறது மற்றும் கிட்டத்தட்ட வரம்பற்றது மற்றும் ஒருவருக்கொருவர் பில்லியன் கணக்கான மற்றும் பில்லியன் கணக்கான நியூரோ இணைப்புகளை உருவாக்க முடியும். நாம் நமது உலகத்தின் முழு பரிமாணத்தையும் நம் தலைக்குள் சுமந்து செல்கிறோம், மேலும் தகவல் உண்மை என்று நாங்கள் நம்புகிறோம். நாம் தவறான தகவல்களை கொண்டு செல்லும் போது அல்லது பிறரால் தவறாக வழிநடத்தப்படும் போது பிரச்சனைகள் எழுகின்றன.

எடுத்துக்காட்டாக, சிறு வயதிலிருந்தே சிவப்பு நிறம் மஞ்சள் என்று நாம் நம்பத் தூண்டப்பட்டால், பெரியவர்களானாலும், சிவப்பு நிறத்தைக் கேட்கும்போது அல்லது பார்க்கும்போது அல்லது நினைக்கும் போது நாம் மஞ்சள் நிறத்தை தொடர்புபடுத்துவோம். ஏனெனில் நமது மூளை செல்கள் நிறம் அல்லது வடிவத்தை தவறான பெயரில் அடையாளம் கண்டு, அந்த தவறான அனுமானத்தின் அடிப்படையில் மேலும் தகவல்களை உருவாக்கிக்கொண்டே இருக்கும்.

ஒரு முழு தலைமுறையும் அந்த தவறான நம்பிக்கைக்கு இட்டுச் செல்லப்பட்டால், இதுபோன்ற ஒரு நிகழ்வு நிகழும்போது போர்கள், தொற்றுநோய்கள், புற்றுநோய், கம்யூனிசம், பயங்கரவாதம் போன்ற பேரழிவுகளுக்கு வழிவகுக்கும் என்பதை இப்போது கற்பனை செய்து பாருங்கள்.

சக்கரங்களை அவிழ்ப்பது என்பது இந்த தவறான வடிவங்களை நம் மனதில் இருந்து உடைப்பதாகும். இதற்கு நேரம் எடுக்கும், ஆனால் இது நிரந்தர தீர்வுக்கு வழிவகுக்கும். இந்த அர்த்தத்தில் ஏழாவது சக்கரம் எண்ணங்களை உருவாக்கும் அதன் சக்தியால் மிக உயர்ந்த பல்துறை திறன் கொண்டது. இங்கே நாம் ஒரே இடத்தில் இருந்து அனைத்தையும் உருவாக்கலாம், அழிக்கலாம், கற்றுக்கொள்ளலாம் மற்றும் வளரலாம் மற்றும் நமது வெளி உலகில் எந்த இயக்கமும் மாற்றமும் தேவையில்லை.

இந்த சக்கரம் நமது உடலின் மாஸ்டர் சுரப்பி- பிட்யூட்டரி சுரப்பியுடன் தொடர்புடையது. சுவாரஸ்யமாக இந்த சுரப்பி ஒரு பட்டாணியை விட பெரியதாக இல்லை மற்றும் மூளையின் அடிப்பகுதியில் உள்ளது. இது தனிப்பட்ட செயல்பாடுகளுடன் தனித்துவமான முன் மடல்கள் மற்றும் பின்புற மடல்களைக் கொண்டுள்ளது. பிட்யூட்டரி அறக்கட்டளையின் படி, இந்த சுரப்பி இல்லாமல் ஒரு மனிதன் வாழ முடியாது, அதற்கான காரணத்தை நீங்கள் விரைவில் கண்டுபிடிப்பீர்கள்.

முன்புற மடல் 7 வெவ்வேறு ஹார்மோன்களை உற்பத்தி செய்து வெளியிடுகிறது, ஒவ்வொன்றும் ஒரு குறிப்பிட்ட உறுப்பில் செயல்படுகிறது. அந்த 7 ஹார்மோன்கள் ACTH (அட்ரீனல் சுரப்பியில் செயல்படுவது), TSH (தைராய்டு சுரப்பியில் செயல்படுவது), FSH (கருப்பையில் செயல்படுவது), LH (கருப்பை மற்றும் பிறப்புறுப்புகளில் செயல்படுகிறது), GH (எலும்புகள் மற்றும் தசை வெகுஜனத்தில் செயல்படுகிறது மற்றும் ஒட்டுமொத்த வளர்ச்சியைக் கட்டுப்படுத்துகிறது. & வளர்சிதை மாற்றம்), ப்ரோலாக்டின்

(பாலூட்டுதலைத் தூண்டுகிறது). பின்புற மடல் ஆக்ஸிடாஸின் மற்றும் வாசோபிரசின் ஆகிய 2 ஹார்மோன்களைக் கட்டுப்படுத்துகிறது மற்றும் வெளியிடுகிறது. ஆக்ஸிடாசின் பிரசவம்/கருப்பைச் சுருக்கம் மற்றும் தாய்ப்பால் ஆகியவற்றைக் கட்டுப்படுத்தும் போது, வாசோபிரசின் இரத்த அழுத்தத்தைக் கட்டுப்படுத்துகிறது. இப்போது நம் மூளைக்குள் இருக்கும் இந்த சிறிய பட்டாணி அளவு உறுப்பு இல்லாமல் நமக்கு என்ன நடக்கும் என்று கற்பனை செய்து பாருங்கள்.

அந்த எண்ணங்கள் இன்னும் உங்கள் மூளையில் நீடித்துக் கொண்டிருக்கும் வேளையில், சக்ரா ஏழில் நாம் இப்போது கேட்கத் தொடங்க வேண்டும் - விழிப்புணர்வு

என்று அழைக்கப்படுகிற இது என்ன? கண்ணுக்குத் தெரியாத அதில் நாம் எப்படி நுழைவது? மற்றும் நாம் ஏன் அதை செய்ய வேண்டும்? பதில் கிட்டத்தட்ட மற்றொரு அதிசயம்.

இதுவே நினைவகத்தின் களஞ்சியத்தையும், மகத்தான நம்பிக்கை அமைப்புகளையும், புதிய தரவுகளையும் எடுத்துக்கொள்வதற்கான மிகப்பெரிய திறனையும் பராமரிக்கிறது. இந்தத் தகவலை எப்படியாவது ஒருங்கிணைக்கும் போது, நாம் ஏன் இதையெல்லாம் செய்கிறோம் என்பதற்கான ஒத்திசைவான அர்த்தத்தை நாம் பெற வேண்டும்? இந்த அர்த்தத் தேடலானது நனவை அதன் முழு வடிவில் உணர ஒருவரைத் தூண்டுகிறது.

சரியாக ஒரு வருட காலம் ஆழ்நிலை அனுபவங்களை அனுபவித்த பிறகு பல வருடங்களுக்கு இந்தத் தேடலில் சிக்கிக்கொண்டேன். இந்த ஆண்டு எனது மாற்றத்திற்கான காலமாகும், இதன் போது நான் ஸ்வாதிஸ்தானாவிலிருந்து சஹஸ்ராரா வரை இருந்த தடையை வெற்றிகரமாக நீக்கிவிட்டேன்.

அப்படிச்செய்யும் போதுகூட, நான் விசுத்திசக்கரநிலையை அடையும் வரை, நான் என் சக்கரங்களில் உயர்ந்து வருவதை உணரவில்லை. அப்போதுதான் நான் ஒவ்வொரு நாளும் என் எண்ணங்களை பக்கம் பக்கம் மாக எழுத ஆரம்பித்தேன். கல்லூரி நாட்களிலோ அல்லது அதற்கு முன்போ ஒரு கட்டுரை கூட எழுதாதவருக்கு, இது மிகப்பெரிய மாற்றமாக இருந்தது.

நான் எனது கருத்துக்களையும் யோசனைகளையும் வெளிப்படுத்தத் தொடங்கியபோது, என்னுள் உள்ள உள்மாற்றத்தை நான் கவனிக்க ஆரம்பித்தேன். நான் என்னையும் என் நோக்கத்தையும் கேள்வி கேட்க ஆரம்பித்தேன். அதில் சில கேள்விகள்-

நான் ஏன் மருத்துவத்தை என் தொழிலாக தேர்ந்தெடுத்தேன்? எனது இருபதுகளில் நான் சந்தித்த நூற்றுக்கணக்கான நபர்களில் எனது கணவரை எனது வாழ்க்கைத் துணையாக ஏன் தேர்ந்தெடுத்தேன்? நான் சரியான மருத்துவ முறையைப் பயிற்சி செய்கிறேனா, அதைச் சிறப்பாகச் செய்ய நான் என்ன செய்ய வேண்டும்? குணப்படுத்துவது பற்றிய எனது கருத்துக்களை மற்றவர்களுக்கு விளக்குவதற்கு இதுவரை திரட்டப்பட்ட எனது அறிவை நான் எவ்வாறு பயன்படுத்த வேண்டும்? எனது யோசனைகளை வழங்குவதற்கு இனிமேல் நான் எந்தப் பாதையைத் தேர்வு செய்ய வேண்டும், மேலும் நான் எவ்வாறு உண்மையாகவும் நம்பிக்கையுடனும் இருக்க முடியும்?

நான் மேலே உள்ள கேள்விகளைக் கேட்க ஆரம்பித்தபோது, வாழ்க்கையின் அர்த்தத்தை அல்லது நோக்கத்தை நான் கண்டுபிடித்தேன். எனது ஆரம்பகால வாழ்க்கை அனுபவங்களின் காரணமாக நான் மருத்துவராகத் தேர்வு செய்தேன், அப்போது எனது பெற்றோர் இருவரும் சிறு வயதிலிருந்தே (அவர்களின் 30 வயதில்) வியாதிகளாலும் நோய்களாலும் அவதிப்படுவதைக் கண்டேன், அது எனது ஆழ் மனதில் ஆழமாக பதிந்திருந்தது. அவர்கள் இருவரும் தங்களுக்குள் சுமந்துகொண்டிருக்கும் அறியாமையின் அளவை நான் உணர்ந்தேன், இது அவர்களின் நோய்களுக்கு பெரும் பங்களிப்பாக இருந்தது, பின்னர் இருவரும் பெரும் துன்பங்களை எதிர்கொண்டனர். என் தாயார் உயிருடன் இருக்கும் போதே எனது தந்தை 67 வயதில் இறந்துவிட்டார், மேலும் மூளை புற்றுநோயால் சக்கர நாற்காலியில் கட்டுண்டு ஊமையாக இருக்கிறார்.

மெல்ல மெல்ல என் உணர்வுகள் வருந்துவதில் இருந்து பச்சாதாபமாக மாறியது. அவர்களை சரியான திசையில் சிந்திக்க வைக்கும் சரியான கேள்விகளை யாராவது அவர்களிடம் கேட்டிருக்க வேண்டும் என்று நான் விரும்பினேன். அவர்களின் சொந்த எண்ணங்கள் மற்றும் நம்பிக்கை அமைப்புகளால் அவர்களின் நோய்கள் எவ்வாறு ஏற்படுகின்றன என்பதை விளக்க யாராவது நேரம் எடுத்திருந்தால் நான் விரும்புகிறேன். வாழ்க்கையின் உண்மையான அர்த்தம் என்ன என்பதை யாராவது அவர்களுக்கு விளக்கியிருக்க வேண்டும் என்று நான் விரும்பினேன்.

இந்த புரிதல் வந்ததும், என் வாழ்க்கையின் நோக்கம் என்னவென்று எனக்குப் புரிந்தது. ஒரு மகளாகவும் ஒரு மருத்துவராகவும் நான் அவர்களின் துன்பங்களை நேரில் பார்க்க வேண்டும், மேலும் நான் வாழ்க்கை மற்றும் மரணத்தின் உண்மையான சாரத்தை அகற்ற வேண்டும். நான் ஒரு மருத்துவராக இதற்கு முன்பு பல மரணங்களைக்

கண்டிருக்கிறேன், ஆனால் என் தந்தை இறந்ததைக் கண்டது எனக்கு ஒரு முரட்டுத்தனமான விழிப்புணர்வை ஏற்படுத்தியது. அந்த நேரத்தில்தான் நான் மனச்சோர்வு, ஹைப்போ தைராய்டிசம் மற்றும் முடக்கு வாதத்தின் ஆரம்ப அறிகுறிகளுடன் போராடினேன்.

அதுவரை எல்லாம் என் கட்டுப்பாட்டில் இருக்கிறது என்று நினைத்தேன். ஆனால், என் தந்தை இறந்த பிறகு, மிக முக்கியமான செய்தியை - எனது வாழ்வின் நோக்கத்தை எனக்கு வழங்குவதற்காக அவரது ஆன்மாவின் மூலம் உயர்ந்த உணர்வு செயல்பட்டது. இந்த அனுபவங்கள் அனைத்தையும் எனது வரவிருக்கும் புத்தகமான “எண்ணங்கள் குணப்படுத்தினால்” இன்னும் வெளியிடப்படாத ஒரு நினைவுக் குறிப்பில் முழுமையாக வெளிப்படுத்தியிருக்கிறேன்.

அந்த ஒரு வருட காலத்திற்கு பிறகு என் வாழ்க்கை எப்போதும் ஒரே மாதிரியாக இல்லை. நான் அதிகமாகத் தேட ஆரம்பித்தேன், தொடர்ந்து பதில்களைத் தேடுவதில் நேரத்தைச் செலவிட்டேன். நான் ஒவ்வொரு வாரமும் ஒரு புதிய புத்தகத்தைப் படித்தேன், என் மனம் அந்தத் தகவலை ஒரு கடற்பாசி போல உள்வாங்கியது. ஆன்லைன் ஆயுர்வேத (பண்டைய இந்திய மருத்துவம்) வகுப்புகள், பிராணயாமா பயிற்சி, கீதா கிளப்கள், ஃபேஸ் யோகா அமர்வுகள், கதக் (இந்திய கிளாசிக்கல்) நடன வகுப்புகள், பழங்கால கோவில்களுக்கு பயணம் மற்றும் எனது அறிவை மேலும் விரிவுபடுத்த இதுபோன்ற பல புதுமையான யோசனைகளில் என்னை இணைத்துக் கொண்டேன்.

என் மனம் எவ்வளவு அதிகமாக உள்வாங்கப்படுகிறதோ, அவ்வளவு அதிகமாக நான் தெரிந்துகொள்ள ஆர்வமாக இருந்தேன். எனது வாழ்க்கையை மருத்துவராக இருந்து வாழ்க்கைப் பயிற்சியாளர் அல்லது ஆரோக்கிய பயிற்சியாளராக மாற்றத் தயாராக இருக்கும் ஒரு கட்டத்தை நான் அடைந்துவிட்டேன் என்பதை அறியும் வரை நான் நிறுத்தவில்லை. அதுவரை நான் உழைத்த கொழுத்த சம்பளம் எல்லாம் நான் பொருட்படுத்தவில்லை. எனது 401k, எனது சேமிப்புகள் மற்றும் எனது எதிர்காலம் எனக்கு தெளிவாகத் தெரிந்தன, இருப்பினும் முரண்பாடாக அவை அனைத்தையும் பற்றி நான் கவலைப்படுவதை நிறுத்திவிட்டேன்.

எனது உண்மையான நோக்கத்தை நான் கண்டறிந்தேன்- “நோய்களால் பாதிக்கப்பட்டவர்களைச் சென்றடைவதும், அவர்களின் உடலையும் மனதையும் நன்றாகப் புரிந்துகொள்ள உதவுவதும், என்னைப் போன்ற வாழ்க்கை மாற்றங்களுக்கு அவர்களுக்கு உதவுவதும், முடிவில்லா துன்பத்தின் தீய சுழற்சியில் இருந்து அவர்கள் விடுபட உதவுவது”.

நான் இறப்பதற்கு முன் ஒரு மில்லியன் உயிர்களை தொடுவேன் என்று நம்புகிறேன். நான் 4 வெவ்வேறு மருத்துவமனைகளில் பணிபுரியும் போது, 2019 ஆம் ஆண்டில், நான் சாஹிலா (சமஸ்கிருத அர்த்தம் வழிகாட்டுதல்) என்ற நிறுவனத்தை நிறுவிய போது, நான் 4 வெவ்வேறு மருத்துவமனைகளில் பணிபுரிந்தபோது, 3 சிறு குழந்தைகளுடன், என் யோசனைகளைப் புரிந்துகொள்ளவோ அல்லது ஆதரிக்கவோ முடியவில்லை. ஆரம்பத்தில் எனது கணவர்தான் எனக்கு ஆதரவாக இருந்தார். சாஹிலாவுக்கான அடித்தளத்தை நான் கட்டியெழுப்பியதால், நான் விளம்பரம் செய்யத் தொடங்கினேன், மேலும் மக்கள் தங்கள் உடல் மற்றும் மனதைப் பற்றி மேலும் அறிய எனது வகுப்புகளில் சேர்ந்தனர். நான் ஆரம்பத்தில் சில கடுமையான விமர்சனங்களை எதிர்கொண்டேன், பின்னர் அவை என்னை என் பாதைக்கு திருப்பி விடுவதாக இருந்தது என்று உணர்ந்தேன்.

துன்பங்கள் மற்றும் நோய்கள் என்று நான் முதலில் நினைத்தது, பின்னர் அவை எனக்கு வாழ்க்கையின் மிக முக்கியமான சில பாடங்களைக் கற்பிக்கின்றன என்பது எனக்கு தெளிவாகத் தெரிந்தது. நான் தினமும் ஆரோக்கியமான யோகா மற்றும் தியானத்தைப் பயிற்சி செய்ததால், எனது சக்கரங்களை உயர்த்தும் மற்றும் சாத்வீக குணங்கள் அல்லது சாத்வீக ஆளுமை (இணக்கமான ஆளுமை) நோக்கி என்னை உயர்த்தும் சக்தியை நான் உணர்ந்தேன். நான் இறைச்சி சாப்பிடுவதை விட்டுவிட்டேன். மேக்கப் பயன்படுத்துவதை விட்டுவிட்டேன். நான் கை நகங்களை / பாதத்தில் வரும் காழ்ப்புக்கான மற்றும் விலையுயர்ந்த ஃபேஷியல்களை விட்டுவிட்டேன். விசேஷமான சந்தர்ப்பங்களைத் தவிர வைர விரல் மோதிரங்கள் அல்லது ஆபரணங்களை அணிவதை விட்டுவிட்டேன். நான் கோபம், விரக்தி, வருத்தம், எதிர்பார்ப்புகள் மற்றும் எந்த விதமான வெறுப்பையும் விட்டுவிட்டேன், மிக முக்கியமாக முட்டாள் போன்ற எளிய சாப வார்த்தைகளைப் பயன்படுத்துவதைத் தவிர்த்துவிட்டேன். நான் அவர்களின் தனித்தன்மைகளுக்காக மக்களை மதிப்பிடுவதை விட்டுவிட்டேன், ஏனென்றால் அது அவர்களின் அறியாமை மற்றும் அவர்களின் உண்மையான சுயம் அல்ல என்பதை நான் புரிந்துகொண்டேன். நான் ஒருமுறை அவர்களைப் போன்ற தவறான எண்ணங்களில் நடந்துகொண்டேன் மற்றும் நம்பினேன், அதனால் அவர்களின் தவறான ஆளுமைகள் மற்றும் கோட்பாடுகளுடன் நான் எளிதாக தொடர்புபடுத்த முடியும்.

யாரும் முற்றிலும் நல்லவர்கள் அல்லது கெட்டவர்கள் அல்ல, நம் ஒவ்வொருவருக்கும் நமக்குள் சாம்பல் நிற தரங்கள் உள்ளன.

ஒவ்வொருவரும் தங்கள் சொந்த இயக்க முறைமையில் எந்த அளவிலான சக்ராவாக இருந்தாலும் செயல்படுகிறார்கள். 2 வகையான உணர்வுகள் உள்ளன - அறிவாற்றல் வகை மற்றும் ஆழ்நிலை வகை.

அறிவாற்றல் வகை என்பது சுறுசுறுப்பாக சிந்திக்கும், காரணங்களுக்காக, கற்றுக் கொள்ளும் மற்றும் தகவல்களைச் சேமிக்கும் வகையாகும். விஷயங்கள் மற்றும் உறவுகளின் உலகத்திற்கு அப்பாற்பட்ட ஆழ்நிலை வகை இடைமுகங்கள். இது என் தந்தை இறந்த பிறகு அந்த 1 வருட காலத்தில் நான் பெற்ற அனுபவங்களை ஒத்திருக்கிறது. உன்னத உணர்வு எனக்கு பலமுறை தொடர்பு கொண்டது மற்றும் இந்த வகையான தொடர்பு மற்ற எல்லா வகையான தகவல் தொடர்புகளையும் விட அதிகமாக உள்ளது. தெய்வீக கிருபை என்னை என்றென்றும் மாற்றியமைத்தது, மேலும் எனது முழு ஞானத்தையும் நான் அவருக்குக் கடமைப்பட்டிருக்கிறேன், ஏனென்றால் அவருடைய அருள் இல்லாமல் "நான் இந்த கிரகத்தில் இலக்கின்றி அலைந்து கொண்டிருக்கும் சதை மற்றும் இரத்தத்தின் ஒரு துண்டு".

ஐ-கிளவுட் என்ற சொல் முதலில் ஆழ்நிலை நனவில் இருந்து அதன் பொருளைப் பெற்றது போலாகும். ஏனென்றால், என்னைப் பின்தொடர்வதும், என்னை வழிநடத்துவதும், என்னைப் பாதைக்குக் கொண்டுவருவதுமே ஒரே நோக்கமாக இருந்த ஒரு சக்தியால் நான் எப்போதும் மூழ்கியிருப்பதை உணர்ந்தேன். அந்த வருடத்திற்கு முன்பு, நான் பயம், பாதுகாப்பின்மை ஆகியவற்றால் மனமுடைந்து, மது, பாலுறவு மற்றும் அடிமைத்தனமான நடத்தைகளுக்கு மாறினேன், நான் தனியாக இருந்த கல்லூரி நாட்களில் கூட நான் ஈடுபடவில்லை.

ஆனால் எனது ஆழ்நிலை உணர்வு விழித்தலுக்குப் பிறகு, நான் எனது சாத்வீக குணங்களுக்கு (இணக்கமான ஆளுமை) மீட்டெடுக்கப்பட்டேன், மேலும் இது என்னையும் என்னைச் சுற்றியுள்ள மற்றவர்களையும் என் துன்பத்திற்காக நான் முன்பு குற்றம் சாட்டியவர்களை முழுமையாக மன்னிக்க எனக்கு உதவியது.

நவீன ஐ-மேகத்தின் தனிச்சிறப்பு என்று நான் அழைக்கும் இந்த வகையான உணர்வு, கண்ணுக்கு தெரியாததாக இருந்தாலும், அது என்னை எப்போதும் கவனித்து வந்தது, எனது கடந்த கால மற்றும் எதிர்காலத்தின் அனைத்து முக்கியமான புகைப்படங்களையும் அறிந்திருந்தது மற்றும் மென்மையான அன்புடன் தொடர்ந்து என்னை வழிநடத்தியது. ஒரு தகப்பன் தன் அன்பு மகளுக்கு செய்யும் விதம் போன்ற அக்கறை. இந்த வகையான ஆழ்நிலை நனவை வார்த்தைகளில் விளக்குவது மிகவும் கடினம், ஏனெனில் அது எடையற்றது மற்றும்

இலவசமானது, அது உங்களைத் தொட்டவுடன் அது உங்களை வாழ்நாள் முழுவதும் கவர்ந்திழுக்கும். இது வரம்பற்ற சேமிப்பக திறன் மற்றும் பகல்/இரவில் எந்த நேரத்திலும் வரம்பற்ற அணுகலைக் கொண்டுள்ளது.

அந்த 1 வருடத்தில் அந்த அனுபவங்களுக்கு நடுவில் நான் இருந்தபோது இது எனது ஆழ்நிலை உணர்வு என்று எனக்குத் தெரியாது. ஆனால் அந்த நிறைவான ஞான வருடத்தின் காலத்திற்குப் பிறகு, நான் 7 சக்கரங்களைக் கற்று முடித்தவுடன் அது எனக்குப் புரியும் வரை நான் அதை மேலும் மேலும் தேட ஆரம்பித்தேன். இந்த அமைப்பு என் மீதும் என் நனவின் மீதும் எவ்வாறு விளையாடியது என்பதை இப்போது நான் அறிவேன், நான் யார் என்பதையும் என் வாழ்க்கையின் உண்மையான அர்த்தம் என்ன என்பதையும் எனக்கு முழுமையாகத் தெரியப்படுத்துகிறது.

ஆழ்நிலை உணர்வுக்கு ஒருவரின் அறிவாற்றல் மற்றும் அறிவுக்கு அப்பாற்பட்ட விழிப்புணர்வைத் திறக்க வேண்டும்.

பொருள் மற்றும் நம்பிக்கை அமைப்புகள் முற்றிலும் வேறுபட்டவை. யோகா/தியானம் செய்யாத ஒருவருக்கு நான் எனது ஆழ்நிலை அனுபவங்களை விளக்கினால், அவர் என் அனுபவங்களை பொய் என்று அலட்சியப்படுத்துவார் அல்லது என்னை முட்டாள் என்று சொல்லும் அளவிற்கு கூட போகலாம். ஆனால் நான் இதே அனுபவங்களை ஒரு யோகா குரு அல்லது ஒரு மாய துறவியிடம் பகிர்ந்து கொண்டால், அவர் இதைப் புரிந்துகொள்வது மட்டுமல்லாமல், அவர் தனது சொந்த சிறிய விளக்கத்தையும் கொடுக்கலாம் அல்லது அதை இன்னும் அர்த்தமுள்ளதாக்க ஒரு கதையைச் சேர்க்கலாம். ஏனென்றால், குரு அத்தகைய ஆழ்நிலை அனுபவங்களை உணர பயிற்சி பெற்றவர் மற்றும் நான் மேலே செய்ததை விட விரிவான விளக்கத்தைக் கொண்டிருக்கலாம். இந்த நம்பிக்கை அமைப்பு எவ்வாறு செயல்படுகிறது, அதுதான் வாழ்க்கையின் அர்த்தத்தை ஒருவர் புரிந்துகொள்கிறார்.

என்னை முட்டாள் என்று சொன்னவனை நான் முட்டாள் என்று சொல்லவில்லை. அவர் தனது புரிதல் மற்றும் அந்த நேரத்தில் அவரது நம்பிக்கை அமைப்புகள் எங்கிருந்து செயல்பட்டன என்பதைப் பற்றி பேசுகிறார். மாற்றம் நிகழும் என்பதால் பிற்காலத்தில் ஏற்படக்கூடிய சில வாழ்க்கையை மாற்றும் அனுபவங்களுக்கு ஆளாகும்போது அதே நபர் எனது பயணத்தை நன்றாகப் புரிந்துகொள்வார் என்பதை இது நிராகரிக்கவில்லை.

எனது ஆழ்நிலை அனுபவங்களை எனது 3 குழந்தைகளுடன் பகிர்ந்து கொண்டபோது நான் பெற்ற பதில்களாலும் இதை விளக்க முடியும். நான் இந்தப் புத்தகத்தை எழுதும் போது 10 வயதுடைய நடுத்தர ஒருவரை விட 13 வயது பெரியவர் எப்பொழுதும் நன்றாகப் புரிந்துகொள்வார் மற்றும் இளைய குழந்தைக்கு 7 வயதுதான். இளையவரிடம் நான் பொதுவாக உணர்வு அல்லது அது தொடர்பான எதையும் பேசுவதைத் தவிர்ப்பேன். இந்தக் குழந்தைகள் பிற்காலத்தில் இந்த விதிமுறைகளைப் புரிந்து கொள்ள மாட்டார்கள் என்று அர்த்தமல்ல. அவர்கள் பெரியவர்களாக இருக்கும்போதும், பின்னர் இந்தப் புத்தகத்தைப் படிக்கும்போதும் (நான் உயிருடன் இருந்தாலும் இல்லாவிட்டாலும்) அவர்கள் தங்கள் சொந்த வழிகளில் நனவை அனுபவிப்பார்கள் என்று நான் நம்புகிறேன், அது அவர்களை சிந்திக்க வைக்கும்- "அட! என் அம்மா தனது வாழ்க்கையில் ஒரு அற்புதமான உள்நோக்கத்தைக் கொண்டிருந்தார்.

அவர்கள் அப்படி நினைக்காவிட்டாலும், இந்த புத்தகம் 1 அல்லது சில நபர்களுக்கு மட்டும் அல்ல, ஏனெனில் இது எனது அனுபவங்களை எந்த வடிவத்திலும் அல்லது முறையிலும் குறைக்காது. இந்த புத்தகத்தை படிக்கும் ஒவ்வொரு நபரின் ஆன்மீக அம்சங்களையும் இது மீண்டும் எழுப்புவதாகும். நான் எப்படி செய்தேனோ அதைப் போலவே உங்கள் சொந்த வாழ்க்கை அனுபவங்களையும் நீங்கள் தொடர்புபடுத்தி, உங்கள் ஞானத்தை விரிவுபடுத்துவதற்கான வாய்ப்பை உங்களுக்கு வழங்குவதற்காகவே இது. ஒரு மனித வாழ்க்கை சஹஸ்ரார ஆனந்தத்தை அடையும் போது அவன்/அவள் தெய்வீக சக்திகளை உணர ஆரம்பிக்கும்.

இது ஒரு அணியில் நம் மனம் எப்படி இருக்கிறது என்ற முடிவுக்கு நம்மைக் கொண்டுவருகிறது. இந்த உள்அணியை நாம் புறக்கணித்தால், உண்மையான மற்றும் புனைகதைகளிலிருந்து நம்மை எவ்வாறு வேறுபடுத்துவது? பெரும்பாலான நேரங்களில் பதில் தியானத்தில் உள்ளது. தியானம் நமக்குள் இருக்கும் இயங்குதளத்தை செயலிழக்காமல் மறுதொடக்கம் செய்து தேவையான அனைத்து முக்கிய தகவல்களையும் சேமிக்க அனுமதிக்கிறது. ஏறும் மின்னோட்டம் அல்லது ஆற்றல் நிலை என்பது இந்த பிறவியிலோ அல்லது அடுத்த சில பிறவிகளிலோ நம்மை விடுதலைக்கு இட்டுச் செல்லும் ஆழ்நிலை உணர்வு. ஏறும் மின்னோட்டம் நமக்கு விடுதலை அல்லது முக்தியைக் கொண்டு வரும் அதே வேளையில், இறங்கு மின்னோட்டம் அல்லது ஆற்றல் நிலைகள் நமக்கு மகிழ்ச்சி அல்லது புக்தியைத் தருகின்றன. விடுதலையிலிருந்து மகிழ்ச்சியின் செயல்முறை வரையிலான நனவின் ஊசலாட்டமாக

இதை நினைத்துப் பாருங்கள், இது வாழ்க்கையின் நுழைவு மற்றும் வெளியேற்றத்தையும் குறிக்கிறது, (கீழிருந்து நுழைந்து மேலே இருந்து வெளியேறுதல்).

நான் எப்பொழுதும் என் மாணவர்களிடம் சொல்வேன், நாம் யோகிகளாக பிறந்தோம் என்று. ஏனெனில் 97 சதவிகிதத்திற்கும் அதிகமான தலை முதலில் வருகிறது, அதாவது சஹஸ்ராரம் அல்லது தலையின் மேல் பகுதி இந்த உலகில் முதலில் வருகிறது, மேலும் நாம் சஹஸ்ராரத்திலிருந்து வெளியேறுவதையும் குறிக்கோளாகக் கொள்ள வேண்டும். (படம் 7). கூடுதலாக, அனைத்து குழந்தைகளும் தலையில் மென்மையான புள்ளிகளுடன் பிறக்கின்றன, இது 13 மாதங்கள் வரை அருகில் உள்ள எலும்புகள் இணைக்கப்படாமல் இருக்கும் சஹஸ்ராரா பகுதியில் உள்ள திறப்பு ஆகும். அனைத்து குழந்தைகளும் மண்டை ஓட்டில் இந்த திறப்புடன் பிறப்பது மிகவும் முக்கியம், மேலும் அவர்கள் மூடிய அல்லது இணைந்த எலும்புகளுடன் பிறந்தால், அது கிரானியோசிஸ்னோஸ்டோசிஸ் எனப்படும் உயிருக்கு ஆபத்தான நிலைக்கு வழிவகுக்கும் (இது அரிதானது மற்றும் அமெரிக்காவில் பிறக்கும் ஒவ்வொரு 2500 குழந்தைகளில் 1 க்கும் நிகழ்கிறது).

மண்டை ஓட்டின் அம்சங்கள்

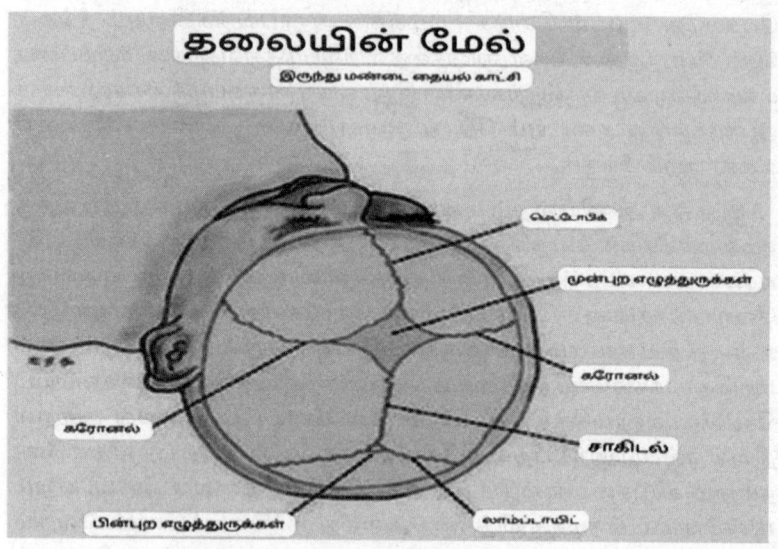

படம் 7: புதிதாகப் பிறந்த குழந்தையின் சஹஸ்ராரா இடம்

சுருக்கமாக 7 சக்கரங்கள் நம் ஒவ்வொருவரிடமும் இருக்கும் நனவின் நீர்த்தேக்கங்கள். ஒவ்வொரு நிலையும் நம்மை அடுத்த உயர்நிலை உணர்வுக்கு தயார்படுத்துகிறது, இறுதியில் நம்மை சஹஸ்ராரா அல்லது பேரின்ப நிலைக்கு அழைத்துச் செல்கிறது. அத்தகைய நிலை பணம், புகழ், செல்வம், பாலினம் மற்றும் இவ்வுலகில் பொருள்சார்ந்த எதுவும் இல்லாதது. ஆயுர்வேதத்தில் இது தத்துவ ரீதியாக கீழே விளக்கப்பட்டுள்ளது.

சக்ரா 1- ரூட் சக்ரா; விஷயம் பொருளுடன் சந்திக்கிறது

சக்ரா 2-சாக்ரல் சக்ரா; பங்குதாரரர் கூட்டாளருடன் சந்திக்கிறார்

சக்ரா 3-சூரிய சக்கரம்; தலைவரை சந்திக்கிறார்

சக்ரா 4-காதல் சக்ரா; காதலன் காதலியை சந்திக்கிறான்

சக்ரா 5-தொடர்பு; உள் நபர் வெளிப்புற நபரை சந்திக்கிறார்

சக்ரா 6-உள்ளுணர்வு சக்ரா; சீடன் குருவை சந்திக்கிறான்

சக்ரா 7-கிரீடம் சக்ரா; ஆவி ஆன்மாவுடன் சந்திக்கிறது

சக்ரா 6 மற்றும் சக்ரா 7 ஆகியவற்றை உள்ளடக்கிய நோய்கள் இந்த அத்தியாயங்களில் தனித்தனியாக பட்டியலிடப்படவில்லை என்பதை நீங்கள் கவனித்திருக்கலாம். ஏனெனில் விசுத்தி சக்கரத்தில் இருந்து மேலே செல்லும் போது நோய்களின் உடல் தன்மை குறைகிறது. அஜ்னா அல்லது சஹஸ்ராராவில் தடுக்கப்பட்ட ஒரு நபர் கீழே உள்ள சில சக்கரங்களிலும் தடுக்கப்பட்டிருக்கலாம் மற்றும் அந்த சக்ரா அடைப்புகளுடன் தொடர்புடைய நோய்களால் பாதிக்கப்படலாம்.

நிலையில் கூட, முதல் 5 சக்கரங்கள் உடலில் உள்ளன, மேல் 2 சக்கரங்கள் தலை பகுதியில் அமைந்துள்ளன மற்றும் கழுத்தில் விஷுத்தி உடலுக்கும் மனதுக்கும் இடையே இணைக்கும் இணைப்பாக மாறும். சில சக்ரா புத்தகங்கள், அஜ்னா சக்ரா அடைப்பு எவ்வாறு ஒற்றைத் தலைவலி மற்றும் கண் பிரச்சனைகளுக்கு வழிவகுக்கும் என்பதைப் பற்றி பேசுகிறது, ஆனால் அத்தகையவர்களுக்கு கீழே உள்ள சக்கரங்களில் தடுக்கப்பட்டிருப்பதைக் குறிக்கும் பிற நோய்களும் அடிக்கடி இருப்பதைக் கண்டேன்.

கேள்வி (?) – பதில்(!)

எனது பயிற்சியில் நான் எதிர்கொள்ளும் சில பொதுவான கேள்விகளின் தொகுப்பை இங்கே தொகுத்துள்ளேன். இது யோகா சக்கரங்களைப் பற்றிய உங்கள் புரிதலை மேலும் தெளிவுபடுத்தும். அவற்றைப் படிக்க பரிந்துரைக்கிறேன்.

1. மாரடைப்பு, இதய செயலிழப்பு அல்லது பிற திடீர் மரணங்கள் போன்ற இதய பிரச்சனைகள் அனாஹத சக்ரா அடைப்புடன் தொடர்புடைய பிரச்சனைகளா?

அனாஹதா என்றால் இதய சக்கரம் என்றாலும், இதயம் தொடர்பான நோய்கள் அனாஹட்டா சமநிலையின்மையுடன் நேரடியாக தொடர்புடையவை அல்ல. ஆனால் கீழ் 3 சக்கரங்களின் ஏற்றத்தாழ்வு குறிப்பாக மணிப்புரா சக்ரா அடைப்புடன் தொடர்புடையது.

மாரடைப்பு அல்லது ஓட்டத்தடை (ischemic) இதய நோயுடன் தொடர்புடைய அனைத்து ஆபத்து காரணிகளும் மணிப்புரா சக்ரா அடைப்புடன் தொடர்புடையவை. அதாவது உயர் இரத்த அழுத்தம் (hypertension), நீரிழிவு(diabetes), அதிகக் கொழுப்பு (cholesterol) மற்றும் உடல்பருமன் (obesity). கீழ் சக்கரங்கள் சீரமைக்கப்படாவிட்டால், மேல் சக்கரங்கள் சரியாகத் திறக்கப்படாது மற்றும் அனைத்து வகையான இதய பிரச்னைகளுக்கும் வழிவகுக்கும் என்பதை இது குறிக்கிறது.

பொதுவாக இதயப் பிரச்னைகளுக்கு மணிப்புராசமநிலையின்மையே முதன்மைக் காரணமாக இருக்கும். 20-40 வயதிற்குட்பட்ட இளைஞர்களுக்கு வேறு உடல்நலப் பிரச்னைகள் இல்லாதவர்களுக்கு அடிக்கடி திடீர் மரணம் ஏற்படும்போது, மூலாதாரா அடைப்பு (மனச்சோர்வு மற்றும் தற்கொலைகள்) அல்லது ஸ்வாதிஸ்தான தடை (போதைப்பொருள், அடிமையாதல்) போன்றவற்றால் ஏற்பட வாய்ப்புள்ளது. சில சமயங்களில் மக்களுக்குத் பல சக்கரங்கள் தடுக்கப்படுகின்றன அல்லது அவர்களின் சுஷும்னா ஆரம்பத்தில் இருந்தே திறக்கப்படவில்லை.

2. சுக்ஷ்மணம் திறந்திருக்கிறதா அல்லது குண்டலினி எழுகிறதா என்பதை எப்படி அறிவது? குண்டலினி விழித்தெழுவதற்கு ஏதேனும் உடல் அறிகுறிகள் உள்ளதா?

குண்டலினி உயரும்போது அதை அனுபவிப்பவர் நிச்சயமாக அறிவார். தூக்கத்திலிருந்து எழுந்த பிறகு ஒருவர் எப்படி உணருகிறாரோ அதைப்போன்றே பின்விளைவுகளும் இருக்கும். நீங்கள் தூங்கும்போது தூங்குவது உங்களுக்குத் தெரியாது. ஆனால் நீங்கள் எழுந்தவுடன், நீங்கள் தூங்கிவிட்டீர்கள், தூக்கத்திலிருந்து எழுந்தீர்கள் என்பது உங்களுக்குத் தெரியும். நீங்கள் தூங்கும்போது உங்களுக்குத் தெரியாவிட்டாலும், நீங்கள் நன்றாகத் தூங்கினீர்களா இல்லையா என்பதையும் நீங்கள் சொல்லலாம்.

குண்டலினியின் எழுச்சியும் அந்த உணர்வைப்போலவே இருக்கிறது. ஆம்! அவர்களில் சிலர் குண்டலினி எழும்போது விசித்திரமான உடல் அறிகுறிகளை அனுபவித்திருக்கிறார்கள். சிலர் உடல் முழுவதும் நடுங்குவதை உணரலாம். ஒரு சிலர் உடல் முழுவதும் மரத்துப் போவதை உணரலாம். ஒவ்வொரு நபரின் கனவு நிலை போலவே இது தனித்துவமானது. நீங்கள் என்ன கனவு காண்கிறீர்கள் என்று எனக்குத் தெரியவில்லை, நான் எதைப் பற்றி கனவு காண்கிறேன் என்பது உங்களுக்குத் தெரியாமல் இருக்கலாம், ஆனால் அது ஒவ்வொருவருக்கும் தனிப்பட்டது.

என் குண்டலினி எழும்பியபோது, சஹஸ்ராரப் பகுதியில் என் தலைக்கு மேலே இருந்து காற்று வீசுவதை உணர்ந்தேன். முதலில் இது குண்டலினியின் எழுச்சி என்று எனக்குத் தெரியாது, நான் ஆழ்ந்த தியானத்தில் இருந்தபோது அது நடந்தது. ஆரம்பத்தில் என் தலைக்கு மேல் இருந்த மின்விசிறிதான் வேகமாகச் சுழல ஆரம்பித்தது என்று நினைத்து, மின்விசிறியை மேல்நோக்கிப் பார்த்தேன். அப்போது ஜன்னல்கள் தற்செயலாக அது திறந்திருக்கிறதனால் வெளியில் இருந்து காற்று என் தலைமுடியை வருடுகிறதா என்று யோசித்தபடி ஜன்னலைப் பார்த்தேன். இந்த உணர்வு 4-5 முறை மீண்டும் தோன்றியபோது, அது என்னைச் சுற்றியுள்ள வெளிப்புறக் காரணிகளால் ஏற்படவில்லை என்று நான் உறுதியாக நம்பியபோது, உண்மையில் அது என் சஹஸ்ராரத்திற்கு எழும் குண்டலினி மற்றும் அதன் சக்திகள் என்பதை நான் உணர்ந்தேன். அது மிகவும் சக்தி வாய்ந்ததாக இருந்ததால், சஹஸ்ராரத்தைச் சுற்றியிருந்த என் தலைமுடி மேல்நோக்கிப் பறக்கத் தொடங்கியது, நான் அதை என் கையால் அமைதிப்படுத்த முயற்சித்தேன். இதைச் சொன்னாலும், குண்டலினி சக்திகளை அனுபவித்த அனைவருக்கும் உடல் அறிகுறிகள் இருக்காது.

பல சமயங்களில் நான் விழித்தபோது முந்தைய இரவு என் கனவு என்னவென்று எனக்கு நினைவில் இல்லை, இருப்பினும் நான் ஒரு கனவு கண்டேன் என்று எனக்குத் தெரியும். குண்டலினி சக்திகளை அனுபவித்த பிறகும் அதே உணர்வுதான். நீங்கள் எந்த உடல் அறிகுறிகளையும் காட்டாமல் இருக்கலாம், ஆனால் அது உயர்ந்துள்ளது என்பதை நீங்கள் அறிவீர்கள்.

3. குண்டலினியின் எழுச்சி மற்றும் மக்கள் அந்நியமான செயல்களைச் செய்வது பற்றி இணையத்தில் கேட்கும் விசித்திரமான கதைகள் பற்றி நீங்கள் என்ன நினைக்கிறீர்கள்?

நான் எப்போதும் சுவாமி விவேகானந்தர் சொன்னதையே பின்பற்றி வந்தேன், அதை எனது முதல் அத்தியாயத்தில் "சக்கரங்கள் பற்றிய அறிமுகம்" மேற்கோள் காட்டியதுபோல மீண்டும் இங்கு மேற்கோள் காட்டுகிறேன்.

"கண்மூடித்தனமாக நம்புவது தவறு. உங்கள் சொந்த உரிமைகள் மற்றும் தீர்ப்பைப் பயன்படுத்துங்கள். பயிற்சி செய்து நீங்களே பாருங்கள். நீங்கள் பயிற்சி செய்யும்போது, யாரையாவது தவறு அல்லது சரி என்று நிரூபிக்க அரை மனதுடன் செய்ய வேண்டாம். உங்கள் சுயத்திற்காகவும் உங்கள் சொந்த கற்றலுக்காகவும் செய்யுங்கள், அதன் பலன்களை நீங்கள் படிப்படியாக அறிவீர்கள்."

சுவாமி சொல்வது முற்றிலும் சரி. குண்டலினி சக்திகளை உணர்வதற்காக நான் என் பயிற்சியை ஒருபோதும் செய்ததில்லை. நான் எனது நல்வாழ்வுக்காகக் கற்றுக்கொள்ள விரும்பினேன், படிப்படியாக 6-7 வருட இடைவிடாத பயிற்சிக்குப் பிறகு அதன் சக்திகளை என்னால் உணர முடிந்தது. இது நிகழும் என்று நீங்கள் எதிர்பார்க்காத போது இது நிகழ்கிறது மற்றும் ஒருவரால் அதை டேப்பில்/ஃபோனில் பதிவு செய்யவோ அல்லது வார்த்தைகளில் தெளிவாக விளக்கவோ முடியாது. இன்னும் அந்த சக்திகள் உணரப்படுகின்றன மற்றும் இந்த உலகில் உங்கள் இருப்பு எவ்வளவு உண்மையோ அதே அளவு அதுவும் உண்மை. மக்கள் அவற்றைப் பதிவுசெய்ய முடிந்தால், அல்லது பறப்பது அல்லது கண்ணுக்குத் தெரியாதவர்களாக மாறுவது போன்ற விசித்திரமான செயல்களைச் செய்ய முடிந்தால், பின்னர் அவர்கள் விளக்க வேண்டும், என் பொறுப்பு அல்ல. மற்றவர்களின் கனவுகளை விளக்க எனக்கு உரிமை இல்லை. அதே போல் குண்டலினி சக்தி உங்களை ஒரு மாற்றப்பட்ட உடலியல் நிலைக்கு அழைத்துச் செல்கிறது. அந்த நிலையில் ஒருவர் எப்படி உணருகிறார் என்பது அவருடைய சொந்தப் பொறுப்பு மற்றும் தனித்துவமானது.

4. நான் பல ஆண்டுகளாக யோகா மற்றும் சக்ரா சிகிச்சைமுறை (ஹீலிங்) பயிற்சி செய்து வருகிறேன், இன்னும் என் உடல் அல்லது மனம் அல்லது வாழ்க்கையில் எந்த மாற்றத்தையும் என்னால் பார்க்க முடியவில்லை, ஏன்?

இணையதளம் மற்றும் ஆலோசனையின்போது நான் எதிர்கொள்ளும் பொதுவான கேள்விகளில் இதுவும் ஒன்றாகும். நான் உண்மையைச் சொல்ல வெறுத்தாலும் இதுதான் உண்மை - "நீங்கள் இன்னும் இதற்குத் தயாராக இல்லை".

நான்காம் வகுப்பு மாணவன் தனது கணிதத் தேர்வில் தொடர்ந்து தோல்வியடைவதைப் போன்றது. தினமும் பல மணி நேரம் கணிதப் பயிற்சி செய்தாலும் ஏன் இப்படி நடக்கிறது என்று ஆச்சரியப்படுகிறான்.

ஒரு பயிற்சி பெற்ற கணித ஆசிரியர் கூறுவார் - "அவர் ஒருவேளை கணிதத்தில் நன்கு பயிற்சி பெறவில்லை அல்லது தேர்வுக்கு தயாராக இல்லை". எனவே யோகா மற்றும் சக்ராக்களிலும், அனுபவம் வாய்ந்த குருவிடம் நீண்ட நேரம் அவரைக் கவனித்துப் பயிற்சி பெற வேண்டும். ஆசனம் மற்றும் பயிற்சிகள் மட்டுமல்ல, எல்லா அம்சங்களிலும் அவர்/அவள் தனது வாழ்க்கையை எப்படி நடத்துகிறார். வாழ்க்கையில் எந்த ஒரு பிரச்னையையும் குரு பேசும் விதம் அல்லது அணுகும் விதம், அவர்/அவள் தனது குடும்ப உறுப்பினர்கள் மற்றும் நண்பர்களை நடத்தும் விதம், அவர்/அவள் தனது கற்பித்தல் வேலையை ஆர்வத்துடன் செய்யும் விதம் மற்றும் அனைத்து விதங்களிலும் அவர் / அவள் ஒவ்வொரு சிறிய விஷயத்திலும் மகிழ்ச்சியைக் காண்கிறார்.

நீங்கள் என்னைப் பின்தொடர்ந்தால், 45-50 எண்ணிக்கையில் உள்ள எனது அனைத்து பாட்காஸ்ட்களையும் கேளுங்கள், வீடியோக்களையும் (கிட்டத்தட்ட 100 அல்லது அதற்கு மேற்பட்டவை) பாருங்கள், மேலும் எனது அனைத்து வகுப்புகளிலும் கலந்துகொள்ளுங்கள். நான் ஆன்லைனில் ஆரோக்கியமான யோகா மற்றும் ஆரோக்கியமான தியானம் நடத்துகிறேன்.

இவை அனைத்தையும் மீறி உங்கள் மனதையும் உடலையும் உங்களால் புரிந்து கொள்ள முடியாவிட்டால், உங்களைத் தொந்தரவு செய்யும் கேள்விகளை என்னிடம் கேளுங்கள் அல்லது பிற ஆதாரங்களில் இருந்து அதற்கான பதில்களைக் கண்டுபிடித்து என்னுடன் விவாதிக்க முயற்சிக்கவும்.

அதனால்தான் பண்டைய இந்திய பள்ளி முறை குருகுலம் என்று அழைக்கப்பட்டது, இதன் மூலம் மாணவர்கள் குருவுடன் அவரது ஆசிரமத்தில் (குறைந்தபட்ச வசதிகள் கொண்ட பழங்கால தங்குமிடம்) தங்கி, மாணவர்கள் குருவின் நிலையான வழிகாட்டுதலுடன் பார்த்து,

பயிற்சி செய்வதன் மூலம் கற்றுக்கொள்கிறார்கள். இதுபோன்ற பள்ளி முறை இன்றைய சமுதாயத்திற்கு சாத்தியமில்லை என்று சொல்லத் தேவையில்லை, ஆனால் எங்கள் தொழில்நுட்பம் இப்போது ஒரு புதிய உலக சாத்தியங்களைத் திறந்துள்ளது.

நீங்கள் விரும்பினால் 1 க்கும் மேற்பட்ட குருவை வைத்திருக்கலாம். எனவே உங்கள் எல்லைகளை விரிவுபடுத்திக் கொள்ளுங்கள், சுவாமி விவேகானந்தர் கூறியது போல், எதையாவது நிரூபிக்க வேண்டும் அல்லது மறுக்க வேண்டும் என்ற எண்ணத்துடன் செல்லாதீர்கள். உங்களுக்கு உதவ கற்றுக்கொள்ளுங்கள், ஞானம் ஏற்பட்டால், அது தானாகவே பாய்ந்து, உங்கள் வாழ்க்கையில் புதிய எல்லைகளைத் திறக்கும், அது உங்களை மோட்சத்தின் பாதைக்கு அழைத்துச் செல்லும்.

5. **யோகா மற்றும் சக்கரங்கள் இந்து மதம் அல்லது சனாதன தர்மத்துடன் இணைக்கப்பட்டுள்ளதா? அப்படியானால், நான் பிறப்பால் இந்துவாக இல்லாவிட்டால் யோகச் சக்கரங்களைப் பயிற்சி செய்வது எப்படி?**

ஆம்! யோகா, ஆயுர்வேதம் மற்றும் சனாதன தர்மம் ஆகியவை ஒரே சமபக்க முக்கோணத்தின் பகுதிகள், அந்த முக்கோணத்திற்குள் சமமான பங்கு மற்றும் சக்தியைக் கொண்டுள்ளன. இதற்கு முன்பு எழுதப்பட்ட சக்கரங்களைப் பற்றிய அனைத்துப் புத்தகங்களும் யோக சக்கரங்களின் மத அம்சங்களை உள்ளடக்கிய யோசனையுடன் எழுதப்பட்டவையே. இது மற்ற உலகத்தினரோ அல்லது இந்துக்கள் அல்லாதவர்களோ படிக்க முடியாதபடி இதை ஒரு மதப் புத்தகமாக மாற்றுகிறது. எனவே மதச்சார்புகளை முடிந்தவரை தவிர்க்க முயற்சித்தேன். முழு புத்தகத்திலும் சனாதன தர்மம் என்ற வார்த்தையை இரண்டு முறை மட்டுமே பயன்படுத்தினேன்.

நீங்கள் எந்த நம்பிக்கையைப் பின்பற்றினாலும் யோகா சக்கரங்களை தனித்தனியாகக் கற்றுக்கொள்ளலாம் என்ற உண்மையை மீண்டும் வலியுறுத்துகிறேன். மீண்டும் யோகாவின் இறுதி இலக்கு ஆரோக்கியம். இந்தக் கிரகத்தில் உள்ள ஒவ்வொரு மனிதனுக்கும் ஆரோக்கியம் இன்றியமையாதது.

ஒரு நவீன மருத்துவ பயிற்சியாளரின் பார்வையில் இருந்து நான் யோகா சக்கரங்களைப் பார்க்கும்போது, அதன் ஒவ்வொரு உரையிலும் மிகப் பெரிய அறிவியல் மறைந்திருப்பதை நான் காண்கிறேன். இந்தப் புத்தகத்தில் சில ஆயுர்வேத மற்றும் மதச் சொற்களை நான் சேர்த்திருந்தாலும், ஆங்கிலத்தில் அதற்கு இணையான சொற்கள் எதுவும் இல்லாததால் செய்யப்பட்டவை.

இந்த புத்தகம் மில்லினியல்களை (1977 to 1985 பிறந்தவர்கள்) ஈர்க்கும் நோக்கம் கொண்டது, ஏனெனில் அவர்கள் விரைவில் நடுத்தர வயதிற்குள் நுழைகிறார்கள் மற்றும் இந்தச் சமூகத்தில் இருக்கும் உண்மையான பிரச்னைகளை எதிர்கொள்வார்கள், எனவே அவர்களின் வாழ்க்கையில் விரைவில் ஏற்படக்கூடிய மன மற்றும் உடல் நோய்களை சரிசெய்யலாம் அல்லது தடுக்கலாம்.

வேறு வார்த்தைகளில் கூறுவதானால், யோகா சக்கரங்களைப் புரிந்துகொள்வதற்கும் பயிற்சி செய்வதற்கும் ஒருவர் இந்துவாகவோ அல்லது சனாதனியராகவோ இருக்க வேண்டிய அவசியமில்லை. பிற மதங்கள் பிற்காலத்தில் உருவாகும் என்று தெரியாதபோது அவை பல நூற்றாண்டுகளுக்கு முன்பு இந்துக்களால் (எல்லா மதங்களிலும் பழமையானவை) கண்டுபிடிக்கப்பட்டன. வேறுபாடுகளைப் பொருட்படுத்தாமல், ஒவ்வொரு இனம், மதம் மற்றும் இனத்தைச் சேர்ந்த அனைவருக்கும் இது மிகவும் பொருந்தும்.

நாம் அனைவரும் ஒரே மாதிரியான மரபணு அமைப்பைக் கொண்டுள்ளோம் மற்றும் வாழ்க்கையில் ஒரே மாதிரியான பாதைகளை நோக்கிச் செல்கிறோம் என்ற உண்மையை மீண்டும் வலியுறுத்துகிறது.

6. அதிக புத்திசாலிகள் மட்டுமே குண்டலினி சக்திகளை அனுபவிப்பார்கள் மற்றும் குறைந்த அறிவுள்ளவர்கள் அதைக் குறைவாக அனுபவிப்பார்கள் என்று அர்த்தமா?

குண்டலினி சக்திகள் ஒருவரது அறிவு அல்லது கல்வி அல்லது இனம் போன்றவற்றைப் பொருட்படுத்தாமல் அனைவருக்கும் அணுகக்கூடியது. அதற்குத் தேவையானது தினசரி சாதனா (தினசரி ஒழுக்கம்) மற்றும் மேலும் கற்றுக்கொள்ளும் உறுதி.

முதல் அத்தியாயத்தில் நான் விளக்கியது போல், உலகப் புகழ்பெற்ற மற்றும் இளம் வயதிலேயே உலகப் புகழைப் பெற்ற மிகவும் புத்திசாலி மற்றும் திறமையான கோல்ஃப் வீரர்களில் ஒருவர் - டைகர் உட்ஸ். பின்னர் பாலியல் அடிமையாதல் பிரச்னையுடன் கண்டுபிடிக்கப்பட்டார். ஒரு யோகியைப் பொறுத்தவரை, அவர் இன்னும் மிகக் கீழே உள்ள சக்கரமான மூலாதாரத்தில் தடுக்கப்பட்டார். இது நிச்சயமாக அவர் குறைந்த புத்திசாலி அல்லது குறைந்த திறமை கொண்டவர் என்று அர்த்தமல்ல.

சக்ரா அடைப்பு ஒரு நபரின் அறிவார்ந்த அளவுகோல் (IQ) அல்லது கல்வியுடன் எந்தத் தொடர்பும் இல்லை. உயர்கல்வி இல்லாத (அடிப்படை பள்ளிக் கல்வி கட்டாயம்) ஒரு விவசாயி கூட குண்டலினி

சக்திகளை அடைய சரியான மனநிலை, சரியான குரு மற்றும் நடத்தை முறைகள் இருந்தால் அதை அடைய முடியும்.

7. ஆரோக்கியமான யோகா மற்றும் ஆரோக்கியமான தியானத்தின் மூலம் அனைத்து நோய்களையும் தடுக்கலாம் அல்லது சரிசெய்யலாம் என்று நீங்கள் கூறும்போது, அந்த நோய்களுக்கு மாத்திரைகள் சாப்பிட வேண்டாம் என்று பரிந்துரைக்கிறீர்களா?

என்னுடைய வகுப்புகளைத் தொடங்குவதற்கு முன் நான் செய்யும் தனிப்பட்ட மதிப்பீட்டைப் பொறுத்தது. எடுத்துக்காட்டாக, மனச்சோர்வினால் பாதிக்கப்பட்ட ஒரு நோயாளிக்கு, நான் பிரபலமான *PHQ9* அளவைப் பயன்படுத்துவேன். மேலும் அவர் தற்கொலைப் போக்கில் அதிக மதிப்பெண்கள் எடுத்தால், மனநல மருத்துவரிடம் மருத்துவப் பின்தொடர்தலின் கீழ் மன அழுத்த எதிர்ப்பு மருந்து எடுத்துக்கொள்வது நல்லது. இந்த விஷயத்தில் யோகா/தியானம் செய்வதன் மூலம் அவர்/அவள் அறிகுறிகளை முழுவதுமாக அகற்றிவிட முடியும் என்று எண்ணுவது முட்டாள்தனமாக இருக்கும். ஆனால் மறுபுறம், நபர் *PHQ9* அளவுகோலில் குறைவாக மதிப்பெண் பெற்றால், பெரும்பாலும் அவர்/அவள் எந்த மருந்தும் இல்லாமல் எனது வகுப்புகளில் சேரலாம், ஏனென்றால் அவன்/அவள் உயிரைப் பணயம் வைக்காமல் முன்னேற்றத்திற்கு இன்னும் இடம் உள்ளது.

மனச்சோர்வடைந்த நபர் ஏற்கனவே மாத்திரைகளை உட்கொண்டிருந்தால், அவர்/அவள் எனது வகுப்புகளில் சேர சிறந்த தேர்வாக இருப்பார், ஏனெனில் மாத்திரைகளை உட்கொள்வதால், அவரது/அவள் நல்வாழ்வில் கடுமையான முன்னேற்றத்தை அனுபவிக்க முடியும். உங்களுக்கு கூடுதல் மாத்திரைகள் தேவைப்படாது மற்றும் சீரான பயிற்சியின் மூலம், காலப்போக்கில் மாத்திரைகளின் தேவையை நீக்கலாம். காலப்போக்கில் இதுவே எனக்கு நேர்ந்தது, மேலும் எனது மனச்சோர்வுக்காக நான் எந்த மாத்திரைகளும் உட்கொள்வதில்லை.

ஆரோக்கியமான யோகா மற்றும் தியானத்தில் எனது தீவிர பயிற்சிக்கு முன், நான் ஒரு கட்டத்தில் 3 வெவ்வேறு மாத்திரைகளை உட்கொண்டேன், இப்போது (3 வருடங்களிலிருந்து) ஒரு இடத்திற்கு வந்துவிட்டேன், அங்கு எனக்கு மாத்திரைகள் எதுவும் தேவையில்லை, எப்போதாவது கூட அவற்றை நான் சாப்பிடுவதில்லை. நான் செய்ததைப் போல நீங்கள் இந்த நடைமுறையில் ஈடுபடத் தயாராக இருக்கும் வரை, எல்லா வகையான நோய்களிலும் ஒருவர் காணக்கூடிய முன்னேற்றம் இதுதான்.

8. மகப்பேற்றுக்குப் பிறகான மனச்சோர்வு என்றால் என்ன, இது ஏன் இந்த நாட்களில் பெண்களுக்கு மிகவும் பொதுவானதாகி வருகிறது?

மகப்பேறுக்குப் பிறகான மனச்சோர்வு சுவாதிஸ்தானா அடைப்புடன் தொடர்புடையது. முந்தைய தலைமுறையினருடன் ஒப்பிடும்போது பெண்களுக்குக் குறைவான எண்ணிக்கையில் குழந்தைகள் பிறந்தாலும், பிரசவத்திற்குப் பிந்தைய மனச்சோர்வு இந்த நாட்களில் பெண்களிடையே பொதுவானதாகி வருகிறது.

இது கீழ் சக்ரா மூலாதாராவின் அடைப்புடன் தொடர்புடையது. அதாவது, ஒரு பெண் தன் உயிர்த் தேவைகளை தனது உணவு, பாதுகாப்பு, பாலினத் தேவைகள், தங்குமிடம், நிதி போன்றவற்றில் போதுமான அளவு பூர்த்தி செய்யவில்லை என்று கருதுகிறாள். அத்தகைய பெண் கர்ப்பமாக இருக்கும்போது அவள் அதிக ஹார்மோன் நிலைக்குத் தள்ளப்படுகிறாள். அவளுக்கு இப்போது 3 பெண் ஹார்மோன்கள் வெளிப்படும். ஆக்ஸிடாஸின் (Oxytocin), ப்ரோலாக்டின் (prolactin) மற்றும் HCG (human chorionic gonadotropin). இவை மாதவிடாய் காலத்தில் இருந்து நம் உடலில் செயல்படும் மற்ற 2 பெண் ஹார்மோன்களான ஈஸ்ட்ரோஜன் (estrogen) மற்றும் புரோஜெஸ்ட்டிரோன் (Progesterone).

இந்த உயர் ஹார்மோன் நிலை அனைத்தும் பெண் அமைப்பினுள் சில நேரங்களில் அதிகமாகவும் சில சமயங்களில் குறைந்த நிலையிலும் தொடர்ந்து ஏற்ற இறக்கமாக இருக்கும். இது குறிப்பாக வேர் (மணிப்புரா) சக்ராவில் தடுக்கப்பட்ட பெண்களுக்கு மன குழப்பத்தை ஏற்படுத்தும். எனவே அவர்களின் கர்ப்பிணி உடல் ஸ்வாதிஸ்தானா (மேம்பட்ட வளர்ப்பு நிலை) என்ற உயர் சக்கரத்தைத் திறக்க முயற்சித்தாலும், அவர்களின் வேர் (மணிப்புரா) சக்கரம் இன்னும் தடுக்கப்பட்டதால், அவர்கள் பெரும் குழப்பத்தை எதிர்கொள்கிறார்கள்.

ஒருபுறம், அவர்கள் கவனித்துக்கொள்ள புதிதாகப் பிறந்த குழந்தை உள்ளது, மறுபுறம் அவர்கள் இன்னும் உண்மையில் கையாளாத பிரச்னைகள், அவர்களின் உயிர் மற்றும் பாதுகாப்பு தொடர்பான பிரச்னைகள். இது அவர்கள் தாயாகப் போதுமானதாக இல்லை என்று உணரலாம் மற்றும் இந்த நிலையான குழப்பத்தை தங்கள் வாழ்க்கையை முடித்துக் கொள்ள விரும்பலாம் அல்லது தங்கள் குழந்தையின் உயிரைப் பறிப்பது போல் உணரலாம்.

புதிதாகப் பிறந்த குழந்தையைச் சுற்றியிருக்கும் மக்கள் அனைவரும் குழந்தையை வரவேற்பதில் மகிழ்ச்சியுடன் இருப்பதாலும், தாயை

யாராலும் புரிந்து கொள்ள முடியாததாலும் இது மிகவும் தீவிரமான மற்றும் பரிதாபகரமான நிலை.

எனவே அவள் முன்பை விட தனிமையாக உணர்கிறாள், இது அவளுடைய வாழ்க்கையை முடிக்க அவளுக்கு அதிக அழுத்தத்தைச் சேர்க்கிறது. வேலையில் அழுத்தம் மற்றும் காலக்கெடுவை தொடர்ந்து எதிர்கொள்ளும் ஆயிரக்கணக்கான தாய்மார்களிடையே இந்த அழுத்தம் அதிகமாக உள்ளது மற்றும் தாயான பிறகு அவர்கள் எல்லா பக்கங்களிலிருந்தும் சமாளிக்க முடியாத அழுத்தத்தைக் காண்கிறார்கள்.

9. நீங்கள் முழுமையான மருத்துவம் செய்கிறீர்களா? ஆம் எனில், ஆரோக்கியமான யோகா மற்றும் தியானம் அதன் ஒரு பகுதியா?

அமெரிக்கா போன்ற வளர்ந்த நாடுகளில் ஆரோக்கியம் இன்று பல வழிகளில் விற்கப்படுகிறது. மிகவும் குழப்பமான கருத்தாக்கம் ஹோலிஸ்டிக் மருத்துவம் ஆகும். அங்கு வெவ்வேறு மருத்துவர்கள் (இருதயநோய் நிபுணர், நாளமில்லாச் சுரப்பி மருத்துவர் போன்ற பல்வேறு வகையான வல்லுநர்கள்) மற்றும் மருத்துவர் உதவியாளர்கள் மற்றும் சிகிச்சையாளர்கள் ஒரு பெரிய அலுவலக கட்டிடத்தை வாடகைக்கு எடுத்து தங்கள் நிபுணத்துவப் பகுதியில் கவனிப்பை வழங்குகிறார்கள்.

அதே நேரத்தில், இந்த நோயாளிகளை ஒருவரையொருவர் பரிந்துரைப்பதன் மூலம் அவர்கள் தங்கள் வியாபாரத்தை தமக்காகவும் ஒருவருக்கொருவர் வளரவும் செய்கிறார்கள்.

எனவே வருமானம் ஒரே கட்டிடத்தில் தங்கி, அவர்களின் குழுவிற்குக் கூட்டாக அதிக வருவாயை உருவாக்குகிறது. அத்தகைய குழுவில் குறைவான முறைகேடு காப்பீடு மற்றும் ஊழியர்களுக்கு செலுத்த வேண்டிய செலவு குறைவு. இது ஒரு நோய்க்கு சிகிச்சையளிப்பதற்கான ஒரு முழுமையான அணுகுமுறை அல்ல. ஆனால் ஒரே கூரையின் கீழ் அதிக வருவாய் ஈட்டுவதற்கான மற்றொரு நவீன வழி.

நான் அளிக்கும் ஆரோக்கியம் என்னவென்றால், உங்கள் ஒவ்வொருவரையும் உங்கள் சொந்த மருத்துவராக ஆக்குவதுதான். நீங்கள் வயதாகும்போது மருத்துவர் அலுவலகத்திற்குச் செல்ல வேண்டிய அவசியமில்லை, நீங்கள் செய்தாலும் உங்கள் உடலைப் பற்றிய போதுமான புரிதல் உங்களுக்கு இருக்கும்.

தேவையற்ற செயல்முறைகள் மற்றும் வலிமிகுந்த செயல்பாடுகளை நீங்களே செய்துகொள்ளுங்கள். ஆரோக்கியமான யோகா மற்றும்

ஆரோக்கியமான தியானம் என்று நான் வடிவமைத்துள்ள திட்டங்களின் மூலம் நமது மனதையும் ஆழ் மனதையும் பயிற்றுவிப்பதன் மூலம் இதை அடைய முடியும்.

இது என்னால் நிறுவப்பட்டது மற்றும் எந்த அமைப்பு அல்லது நிறுவனத்துடன் இணைக்கப்படவில்லை. எனது முறைகள் சோதனை மற்றும் சிகிச்சை விருப்பங்களின் அனைத்து நவீன முறைகளையும் கணக்கில் எடுத்துக்கொள்வதோடு, உங்கள் உடல் அல்லது மனதை மேலும் சேதப்படுத்தாமல் தடுப்பதற்கான வழிகளை அறிந்துகொள்கின்றன.

என் கருத்துப்படி இது உண்மையான ஆரோக்கியம் மற்றும் இந்த வகையான ஆரோக்கியமான நடைமுறைக்கு உடல்நலக் காப்பீடு அல்லது மாத்திரைகள் அல்லது குறிப்பிட்ட சமூக நிலை அல்லது ஆடம்பரமான கேஜெட்டுகள் எதுவும் தேவையில்லை. அத்தகைய ஆரோக்கிய மாதிரிக்கு நம் ஒவ்வொருவருக்கும் உரிமை உண்டு. உண்மையில் இந்த ஆரோக்கியமான அணுகுமுறை உங்கள் உடல்நலக் காப்பீட்டிற்குச் சமமான 23ஆம் நூற்றாண்டாகக் கருதப் படலாம்,

இதுபோன்ற செயல்பாட்டிற்கு உங்கள் நேரத்தையும், மேலும் அறிந்து கொள்வதற்கான அர்ப்பணிப்பையும் தவிர பணம் எதுவும் தேவையில்லை.

10. உங்களிடம் இருந்து இன்னும் பல புத்தகங்கள் வரவிருக்கிறதா?

ஆம். இன்னும் 2 புத்தகங்கள் தயாராக உள்ளன. உள்ளடக்கம் கிட்டத்தட்ட தயாராக உள்ளது.

என்னுடைய அடுத்த புத்தகம் "புற்றுநோய்க்குப் பின்னால் உள்ள காரணம்" - The Why Behind Cancer. இந்தப் புத்தகம் புற்றுநோயைப் பற்றிய விரிவான மருத்துவக் கண்ணோட்டமாகும், மேலும் நவீன கால மருத்துவர்களால் அடிக்கடி புறக்கணிக்கப்படும் அனைத்து கேள்விகளையும் இந்தப் புத்தகம் தீர்க்கும்.

மார்பகப் புற்றுநோயை அமெரிக்காவில் ஒரு தொற்றுநோயாக நாம் எப்படி அனுமதித்தோம் மற்றும் அமெரிக்கா ஏன் அதை ஒரு ஸ்கிரீனிங் நிலைப்பாட்டில் இருந்து பார்க்கிறது மற்றும் அதைத் தடுப்பு நிலைப்பாட்டில் இருந்து பார்க்க மறுக்கிறது என்ற விவரங்களையும் இது பெறுகிறது.

மேலும் வரும் ஆண்டுகளில் வெளியிடப்படும் மற்றொரு புத்தகம் *"எண்ணங்கள் குணப்படுத்தினால்"* - *If thoughts can cure* என்ற நினைவுக் குறிப்பு ஆகும்.

எனது தொழில், வாழ்க்கையின் உச்சக்கட்டத்தில் நான் மனச்சோர்வினால் எப்படிப் போராடினேன், அது எனது தனிப்பட்ட வாழ்க்கையை எப்படிச் சிதைக்கத் தொடங்கியது என்பதைப் பற்றிய எனது உண்மையான வாழ்க்கை அனுபவங்களை இந்தப் புத்தகத்தில் பகிர்ந்து கொள்கிறேன்.

நான் என் வாழ்க்கையில் உள்ள துண்டுகளை எடுக்க ஆரம்பித்தவுடன், நான் ஆரோக்கியமான யோகா மற்றும் தியானத்தை ஏற்றுக்கொண்டேன், அதன்பின் முழு போக்கையும் மாற்றினேன். உங்களில் சிலரின் வாழ்க்கையை மாற்றி அமைக்கும் எனது வாழ்க்கையின், இதுவரை பகிரப்படாத ரகசியங்களை இங்கே நீங்கள் காண்பீர்கள். உங்கள் அறிகுறிகளை மாத்திரைகளால் மறைக்காமல், மேலும் உங்கள் நோய்களைக் குணப்படுத்துவதற்கும், நிச்சயமாக உங்களைத் தூண்டும்.

★ ★ ★